제 2 판

치과위생사를 위한

치 아 미 백

WHITENING

제 2 판

치과위생사를 위한

치 아 미 백

Whitening Knowledge for Dental Hygienist

[저 자]
KATO, Hisako (RDH, BSDH)
KONDO, Ryuichi (DDS, PhD)

[역 자]
권 소 란 (DDS, MS, PhD)
권 영 현 (BA)

대한나래출판사

dh DaehanNarae Publishing, Inc.

Deokwon Bldg. #202
102-65 Yongdu-dong
Dongdaemun-gu
SEOUL 130-820, KOREA
TEL: +82-2-922-0840
FAX: +82-2-922-0841
E-mail: dhpub@chol.com
Website: www.dhpub.com

Title of the original Japanese language edition:
Whitening: A Practical Knowledge for Dental Hygienist, 2nd ed.
Edited by Hisako Kato and Ryuichi Kondo

Translated into Korean by DaehanNarae Publishing, Inc.

ISBN 978-89-5741-118-6

Printed in Korea

제2판 서문

저자가 미국에서 공부하고 있을 때 모교인 치과위생사 학교의 학장님이 60명 정도의 학생에게 미백에 관해서 질문하였더니 대부분의 학생이 미백에 관한 지식을 가지고 있었습니다.

그 당시 일본에서는 아직 미백이 보급되지 않았으나, 그 후 서서히 대중들의 관심이 높아지고 미백에 관심 있는 치과위생사가 증가함에 따라 미백에 관한 보다 확실한 지식이 필요하게 되었습니다. 또한, 치과위생사 강연회 등에서 미백에 관한 질문을 받는 일도 많아졌습니다. 이러한 요구에 부응하여 전문가들로부터 보다 적절한 정보의 전달이 필요함을 통감하고, 미백을 바로 배우고 실행하기 위해서 이번에 본서의 개정판을 여러분에게 드리게 되었습니다.

제2판에서는 전판에서 전하지 못했던 치과위생사에게 필요한 내용을 추가하고, 또한 이 책의 끝 부분에 Q & A로써 받은 많은 질문 가운데 엄선한 질문에 답하는 장을 마련하였습니다. 아울러 새로운 제품에 관해서도 약간 추가했습니다.

또한 전판에 이어 Kondo Ryuichi 선생으로부터 전반적으로 친절한 지도를 받아 내용의 정확성을 기하였습니다. 깊이 감사의 인사를 드립니다.

이 책이 여러분에게 도움이 되기를 바랍니다.

2007년 8월 어느 좋은 날

KATO, Hisako

제1판 서문

최근 일본에서도 미백이라는 말을 TV 광고나 잡지 등에서 볼 수 있게 되었습니다. 기회가 있어 동남아시아 여러 나라를 방문하였을 때 모든 나라에서 여러 종류의 미백제품(Over the Counter Products)이 잡화점에 진열되어 있었습니다.

미국에서는 매년 여러 종류의 미백을 위한 신제품이 시장에 나오고 있으며, 이에 따라 일반 사람들도 신제품에 대해서 민감하게 반응하고 제품을 써보고 있습니다. 장래에는 이러한 수준의 흥미를 가진 환자들(미백 희망자)이 일본에도 등장할 것이라는 전제하에 심미나 미백에 관해서 조언할 수 있는 힘을 치과위생사에게도 전해주고 싶다고 생각하고 있습니다.

미국에서는 하얀 치아를 가진다는 것은 지성이나 교양이 높음을 보여주는 중요한 상징이라고 일컬어집니다. 일본에서도 틀림없이 이러한 흐름을 따를 것으로 생각됩니다. 일반적으로 미백을 하는 환자는 젊은 분들 뿐이라고 생각할지 모르나, 실제로는 중년 분들도 미백에 흥미를 가지고 있습니다. 나이가 들수록 서서히 치아의 색상이 탁해지는 경우가 많으므로 치아의 색상을 밝게 개선함으로써 외관상으로 더 젊게 보여 심리적인 만족감을 얻게 됩니다. 특히 자가미백에서는 우리 전문가의 입장에서 상담하고 모든 환자에게 적절한 조언을 할 필요가 있습니다.

본서는 지금까지 미백에 관해서 별로 익숙하지 않았던 치과위생사들에게도 알기 쉽도록 기본적인 미백지식을 컬러사진과 삽화를 사용하여 해설했습니다.

또한 미백이 성공하기 위해서는 건강한 치은이나 치질의 상태 등 양호한 구강위생 상태가 전제가 됩니다. 그러기 위해서 치과위생사에 의한 스케일링, 폴리싱 기술 등에 많은 지면을 할애하였습니다. 필자가 미국에서 받은 4년간의 고급 위생사 교육, 그리고 약 10년에 걸친 미국에서의 치과위생사 임상경험에서 얻은 미백에 관한 지식을 기초로 하여 본서를 저술했습니다.

본서의 구성은 다음과 같습니다. 제1~3장은 미국의 사정을 소개하면서 치과위생사에게 필요한 미백지식을 설명했습니다. 제4~7장은 치과위생사의 입장에서 미백에 어떻게 관여할 것인가라는 실천면을 소개했습니다. 그리고 제8장에서는 임상사진을 많이 이용하여 미백의 임상응용에 관해서 설명했습니다.

마지막으로 본서를 집필함에 있어 미국심미치과학회(ASDA)의 일원이며 미백의 제1인자인 Kondo Ryuichi 선생으로부터 많은 협력을 받았습니다. 필자가 집필한 제 1~7장은 많은 조언과 사진자료를 제공 받았으며, 임상편인 제8장은 전적으로 Kondo 선생께서 집필하여 주셨습니다. 큰 영광이며 이 자리를 빌어 감사의 말씀을 드립니다.

2003년 8월 31일
KATO, Hisako

역자 서문

21세기 치과는 심미치과와 임플란트의 두 분야가 주도하는 세계가 됩니다. 심미치과 영역에는 포셀린, 컴파짓, 치아미백의 세 가지 치료가 주요 내용을 이루고 있습니다. 따라서, 치아미백은 21세기 치과를 주도하는 중요한 치과의 한 분야가 되어가고 있습니다.

저서의 내용을 파악할 때 무엇보다도 중요한 것이 저자의 경력입니다. 본 저서의 대표 저자인 Kato Hisako는 2가지의 특별한 점이 있습니다. 첫째는, 치과위생사로서 치과위생사를 위한 저자라는 점입니다. 따라서, 누구보다도 치과위생사의 역할을 분명히 알고 있으며, 치과위생사가 공부해야 될 내용을 가장 잘 파악하고 있을 것입니다. 둘째는, 동양의 치과위생사로서는 보기 드물게 전 세계 치과계를 이끌어가고 있는 미국에서 10년이라는 장기간 동안 공부하고, 연구하고, 임상 경험을 한 훌륭한 치과위생사라는 점입니다. 또한, 공동 저자인 Ryuichi Kondo 선생님은 일본에서 치아미백의 1인자로서 인정받을 만한 훌륭한 임상가입니다. 본 역자는 Kondo 선생님의 치아미백 저서를 2000년도에 번역한 경험이 있어서 Kondo 선생님의 경륜 깊은 치아미백 임상 실력을 누구보다 잘 알고 있습니다. 이러한 Kondo 선생님께서 치과위생사를 위한 본 저서를 공동 저술하셨기에 이 책의 가치는 더욱 크다고 하겠습니다.

무엇보다도, 이 책의 가장 큰 특징은 오로지 치과위생사만을 위하여 일본의 치아미백 분야에서 가장 뛰어난 치과위생사인 Kato Hisako와 치과의사인 Ryuichi Kondo 선생님이 공동 저술하였기에 치아미백 임상을 담당하는 일본과 한국의 치과위생사분들에게 더할 나위 없이 소중한 내용이 될 것입니다.

이 책을 번역함에 있어서 가장 즐거웠던 것은 일본의 훌륭한 치아미백 책을 한국의 치과위생사 분들에게 소개하는 번역에 있어서 저를 그 동안 많이 도와주신 아버님과 함께 부녀가 공동 번역하는 행운이었습니다.

아무쪼록 내용이 훌륭한 이 책이 한국 치과위생사분들에게 많이 소개되고 읽혀져서 일본에서처럼 한국에서도 치과위생사 분들에게 실제적 도움이 되는 소중한 책자가 되기를 기원합니다.

2008년 7월

대표 역자 **권 소 란**

C O N T E N T S

CONTENTS

이 책의 사용법

본서의 제1판 서문에서 말한 바와 같이 본서는 모두 8장으로 구성되어 있으나 전체는 크게 세 부분으로 구성되어 있습니다.

제1~3장은 치과위생사로서의 지식편입니다. 제1장에서는 미백이란 무엇인가에 대해서 썼습니다. 제2장에서는 미국의 현황에 대해서 해설했고, 제3장에서는 미백의 기초지식에 관해서 이야기했습니다. 지금부터 미백을 배우고자 하는 분들은 앞장부터 읽으시기 바랍니다. 또한 이 분야에 생소하지 않은 분도 제2장이나 제3장의 기초지식은 지식의 정리나 미백 희망자 또는 후보자에 대한 화제로서 읽어주시기 바랍니다.

제4~7장은 치과위생사로서의 실천편입니다. 제4장에서는 상담과 치료동의서에 관해서 논했으며, 크게 '미백희망자'와 '후보자'로 나누어서 해설했습니다. 제5장과 제6장은 치료전 셰이드의 기입에서 스케일링의 실제와 미백장치의 제작까지 순서에 따라 해설했고, 제7장에서는 자가미백의 실제와 임상 시 주의사항에서부터 사후평가 리콜시 치과위생사가 해야 할 일에 대하여 설명했습니다. 바로 실천편에 관해서 알고 싶은 분들은 여기서부터 읽으시기 바랍니다. 물론 순서에 따라 제1장부터 읽어나가도 좋습니다.

제8장은 임상대응편입니다. 착색이나 변색에 대해서 그 원인을 설명하고, 그 실례를 보여주면서 해설했습니다. 증례대응에 관해서 배우고 싶은 분들은 본 장을 읽으시기 바랍니다.

더 깊이 미백을 배우고 싶은 분들을 위하여 책 의 끝 부분에 '추천도서 · 참고문헌'을 실었습니다. 참고하시기 바랍니다.

제1장

치아미백이란

1. 미백의 의미

미백이란 치아의 색상을 개선하여 치아의 명도를 높이는 것으로 치아미백 또는 치아표백이라고 하며, 주로 치아내의 착색인자를 제거하는 치료라는 의미가 있다.

미백의 효과는 영구적인 것은 아니다. 미백 후 치아의 색상이 개선되어 색상이 밝아져도 일상생활에서 외인성 착색(커피, 녹차, 홍차, 우롱차, 콜라, 블루베리, 적포도주, 담배) 등으로 치아의 색상이 다시 서서히 변한다.

미국에서는 자가미백이 심미치과가 아닌 어떤 치과에서도 빈번히 행해지고 있다. 초기의 진단이 정확하면 대부분 모든 환자에서 간단하고 단시간에 효과 있는 치료결과를 얻을 수 있기 때문이다.

미백의 종류에 대해서는 뒤에 설명하겠지만, 현재로서는 환자가 미백장치를 사용하여 집에서 하는 자가미백이 주류이다. 초기의 자가미백에서는 환자가 밤 취침시에 미백장치를 착용했으나, 최근 몇 년 사이 미백젤이 많이 개선되고 장착시간이 많이 단축되어 낮 시간에 시행하는 자가미백법이 증가하였다.

이와 같이 자가미백술식의 개선으로 자가미백을 제공하는 우리 치과의료 관계자들은 말할 것도 없고 자가미백을 실제로 하는 환자도 이전보다 훨씬 더 편리하고 쉽게 할 수 있는 치과치료 중의 하나가 되었다.

2. 치아는 어떻게 하얗게 되는가

1) 치아의 백화현상과 이상적인 미백작용과의 차이

이상적인 미백작용은 치질에 전혀 영향을 주는 일이 없거나, 영향이 있더라도 즉각 회복 가능한 조건을 충족시킬 필요가 있다. 법랑질의 구성성분의 변화로 백화현상이 나타나 표면의 색상만 하얗고 하방의 치질 색상을 잘 안 보이게 하는 경우도 있지만, 이러한 백화현상은 바람직하지 않다. 백화현상은 미백의 종류나 제품에 의한 영향도 있으나, 특히 전문가미백의 경우 나타나기 쉬운 현상이라고 할 수 있다(그림 1-1~4). 또한 자가미백의 경우 나타나는 증례는 치질

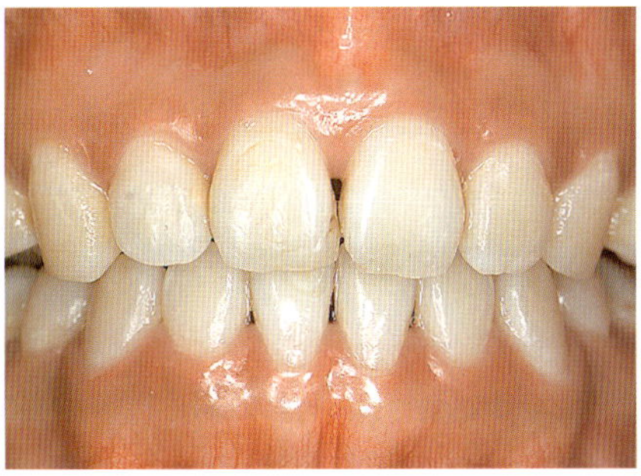

그림 1-1. 자가미백을 한 증례: 술전.

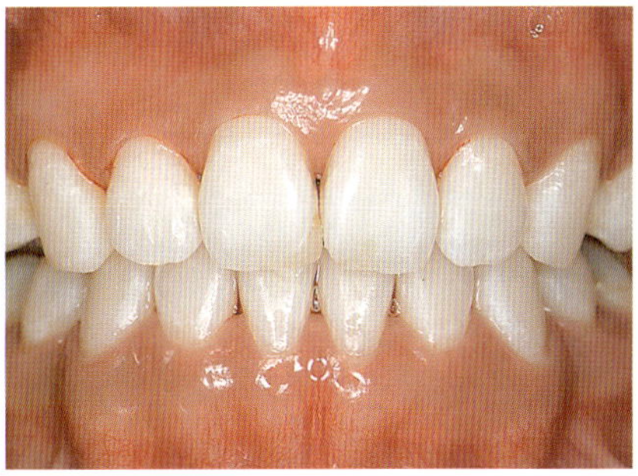

그림 1-2. 자가미백 술후: 자연스럽고 투명한 치아를 얻었다.

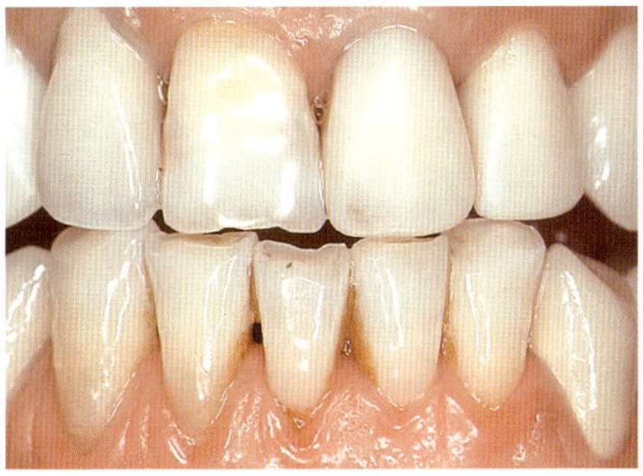

그림 1-3. 전문가미백을 한 증례: 술전.

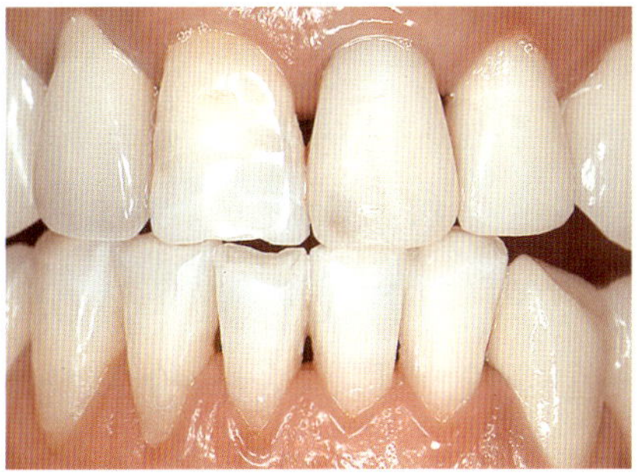

그림 1-4. 전문가미백 술후: 백화현상.

의 상태나 미백제의 유효성분과 관계가 있는 것 같다.

어떻든, 색상에 초점을 두면 백화시키는 것은 미백이라고 말하기 어려운 행위이며, 자연치 특유의 투명감이 없으면 중요한 심미성이 소실됨을 알아야 한다. 이것은 매우 중요한 조건이 된다.

2) 산소 덕에 치아가 하얗게 된다.

우리들에게 가장 친근한 살균제로서 '옥시돌' 이 있으나, 그 성분은 아는 바와 같이 '3% 과산화수소' 이다. '옥시돌' 을 도포하면 하얀 거품이 생기는데, 그 거품은 과산화물과 체세포의 접촉반응에서 생기는 '포화산소' 이다. 미백제는 원래 소독목적으로 사용되고 있었으나, 부가적 작용으로 미백효과가 인정되었다는 경위가 있으며, '과산화수소수' 에 함유된 '활성산소' 가 살균작용과 미백작용의 기전에 대한 열쇠이다.

일반적으로, '치아미백의 기전' 은 다음과 같다고 생각된다. '활성산소' 는 매우 불안정한 상태로 존재하기 때문에 그 불안정성을 해소하고자 유기성 착색과 결합한다고 한다.

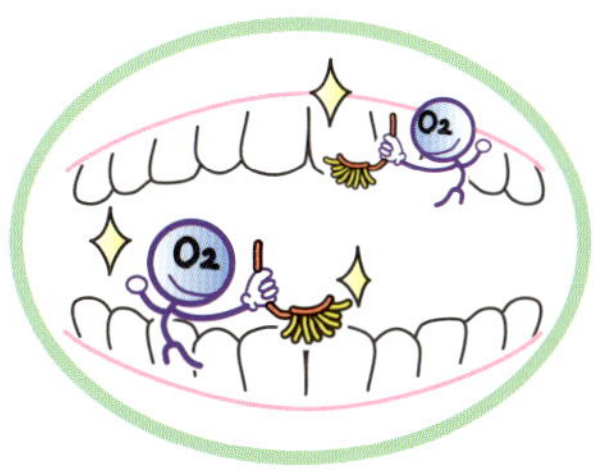

'활성산소' 는 유해한 물질로 오해되기 쉬우나, 산소보다 활성

이 있는 분자의 일종이며 주로 체내의 물과 산소에 의해 형성된다. 간단히 말하면 생명체에 필수적인 역할을 맡고 있으며, 산소반응의 촉진, 세포간의 정보전달, 살균작용 등에서 활약하고 있다. 다만, 생체내의 균형이 깨지면, '독성산소' 로 작용하기 때문에 해롭다고 생각되는 것이다. 현재, '미백 정도로는 세포에 손상이 일어나지 않는다' 라는 의견이 대세를 이루고 있어 문제없이 사용할 수 있다.

3) 미백제의 유효성분은 '과산화요소' 또는 '과산화수소' 이다.

미백제의 유효성분으로 '과산화요소' 또는 '과산화수소' 가 함유되어 있음을 알아야 한다. 다만, 제품에 따라서는 양자를 정교하게 배합한 경우도 있다. '과산화수소' 는 치아나 체세포와의 접촉으로 급속히 분해되며, 즉효성이 있으므로 주로 '전문가미백' 에서 사용되고 있다. '과산화요소' 는 한번 분해되어 그림 8-89와 같이 '과산화수소' 로 작용하지만, 지속성 때문에 '자가미백' 에 사용된다. 미백의 효율만을 생각하면 '과산화수소' 를 사용하는 것이 좋은 것처럼 생각되나, 자연스런 아름다움을 위해서는 '과산화요소' 의 사용이 추천된다.

3. 미백의 종류

1) 전문가미백

치과 내에서 미백하는 방법을 전문가미백(In-Office Whitening)이라고 한다. 또한 별명으로 체어사이드 블리칭(Chairside Bleaching)이라고도 한다.

전문가미백은 치과 내에서 치과의사 또는 치과위생사가 환자에게 미백을 시행한다. 미국의 경우 주에 따라 치과위생사가 미백제를 도포할 수 없는 곳도 있다.

이 미백은 일반적으로 1회 이상 치과에 내원해야 한다. 1회의 치료시간은 30분에서 1시간 정도 소요된다. 전문가미백은 러버댐을 사용하여 미백제로부터 치은 등을 보호하고 미백제를 치면에 도포한 후 미백광원으로 활성화하여 미백효과를 얻는 방법이다.

분류에 관해서는 8장을 참조하기 바란다.

2) 자가미백

치과의사의 검사후 치과의사와 치과위생사의 지시에 따라 환자 자신이 치과 밖에서 하는 미백을 자가미백(At-Home Whitening)이라고 한다. 치과에서 인상채득을 하고 작업모델을 이용하여 미백장치를 제작한다. 환자가 시행방법이나 주의사항 등을 치과의사나 치과위생사로부터 받은 다음 미백제가 적용된 미백장치를 자신이 장착하는 방법이다. 미백제의 성분, 약제의 농도 등에 따라 미백장치의 장착시간과 기간이 달라진다. 약제의 선택은 환자의 특징을 판단하여 치과의사가 하며, 환자에게 사용방법의 설명 등은 일반적으로 치과위생사가 한다.

제2장 미국의 미백현황과 치과위생사의 역할

1. 미국의 미백현황

최근 몇 년 사이 '심미치과' 라는 말은 일본에서도 일반인의 귀에 익숙한 것이 되고 있다. 미국에서 '미백' 이란 말은 일반인 누구나 알고 있는 심미치과의 일부이다. 또한 미백은 거의 '사회현상' 이라고 할 수 있는 추세이며 대중들로부터 압도적인 지지를 받고 있다.

'하얀 치아' 에 대한 심리적인 바람은 매우 강하다. 예를 들어, 리콜로 내원한 환자에게 '커피 착색이 있습니다' 라고 알려주면 '커피를 끊겠다' 고 대부분의 환자가 대답할 정도이다. 미국에서는 그 정도로 하얀 치아를 갖는 것이 중요한 의미를 가지고 있다. 매일 보는 TV 광고, 그리고 가수, 영화배우, 패션모델 등 TV나 잡지에서는 '치아는 하얀 것이 당연' 한 것이 되었다. 연예인들은 깨끗하게 치열 교정된 하얀 치아의 아름다운 미소를 항상 우리 시청자들에게 보여주고 있다.

슈퍼나 약국에서는 미백효과가 있는 여러 가지 상품이 시판되고 있다. 미백효과를 광고하는 각종 미백치약이나 치아의 색상을 체크할 수 있는 셰이드 가이드가 포함된 미백치약도 있다(그림 2-1~5). 미백효과가 있는 미백 치실(그림 2-6), 미백효과가 있는 껌(그림 2-7), 미백용 스트립(그림 2-8, 9), 거기에 미백세트(시판용 장치 포함)도 있다. 이런 제품들은 전문가가 하는 자가미백에 대비되는 오버더카운터 제품(Over the Counter Products: OTC)라고 한다. 또한 케이블 TV의 통신판매나 인터넷에도 미백정보가 범람하고 있어 각종 미백제를 구입할 수 있게 되었다.

최근에는 미백세트를 인터넷에서 구입하고 집에서 자신이 인상을 채득하고 인상을 지정된 곳에 보내면 며칠 후 미백장치를 배달해주는 회사도 생겼다. 이 회사의 선전문구는 인상채득시 경우에 따라 구토반응을 일으키는 사람도 있으나 이 회사의 상품은 그러한 인상제는 사용하지 않는다고 한다. 너무나 많은 사람들이 미백을 원하기 때문에 이러한 회사까지 생겼을 것이다. 그러나 오버더카운터 제품의 경우 장치의 적합성을 치과 전문가가 체크할 수 없는 것이 문제이다. 또한 장치의 사용법에 대해서 전문가인 치과위생사의 조언을 받을 수도 없다.

필자는 미국 치과계에서 실제로 환자를 보기 시작하여 10년 이상 되었는데, 최근 수년 동안 환자들의 미백에 대한 관심이 급속히 높아졌다. 이전에는 하얀 치아를 위해서 마취를 하고 건전한 치질을 삭제하여 고가의 포셀린 비니어나 크라운을 할 수 밖에 없었다. 하지만, 자가미백용 재료가 10여 년 전부터 판매되면서 해마다 미백시장이 확대되고 있다.

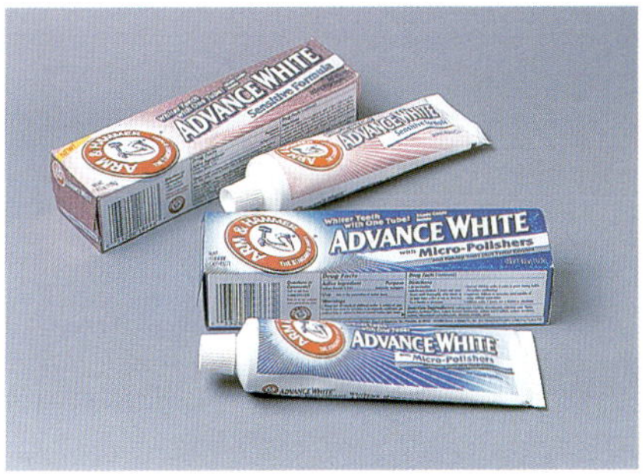

그림 2-1. 미백효과가 있다는 미백치약. 위: Advance-White-Sensitive Formula (Church & Dwight). 과민환자용, 연마제가 함유되어있지 않다. 아래: Advance-White-with Micro Polishers(Church & Dwight). 미세입자 연마제가 들어있다.

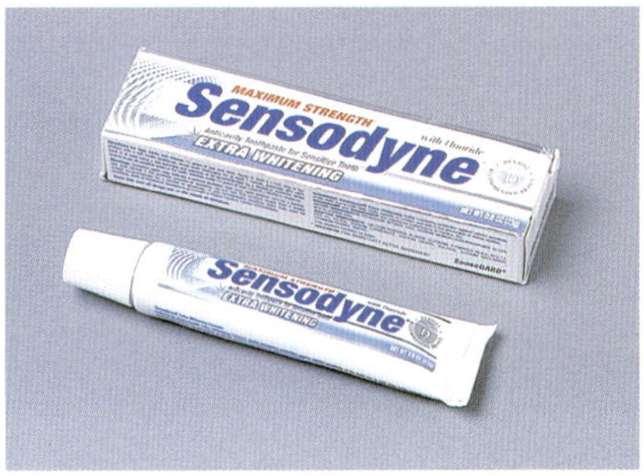

그림 2-2. 미백치약 Sensodyne(Block & Drug). 지각과민용, 5% 초산칼륨(KNO_3)을 함유한 제품. 미국치과의사들의 대다수가 이 제품을 권한다. 그래도 과민반응을 호소하면 고농도의 불소젤을 처방한다.

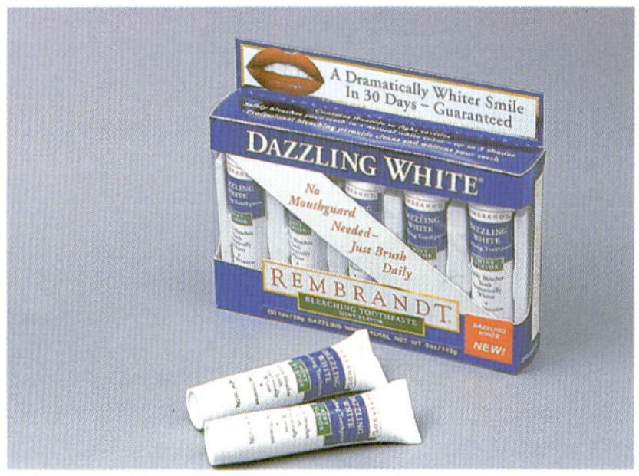

그림 2-3. 미백치약 Rembrandt Dazzling White(Den-Mat). 연마제가 함유되어있지 않다. 착색제거 작용이 강하기 때문에 담배나 커피에 의한 착색이 바로 없어진다.

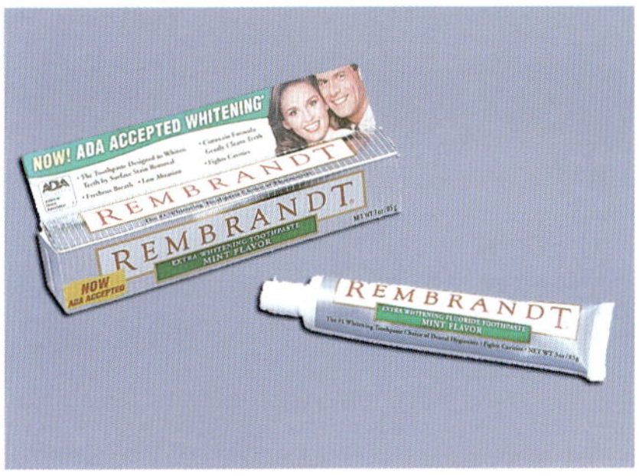

그림 2-4. 미백치약 Rembrandt(Dent-Mat). 일본판매처: 선덴탈. 효소에 의해 착색이 제거된다.

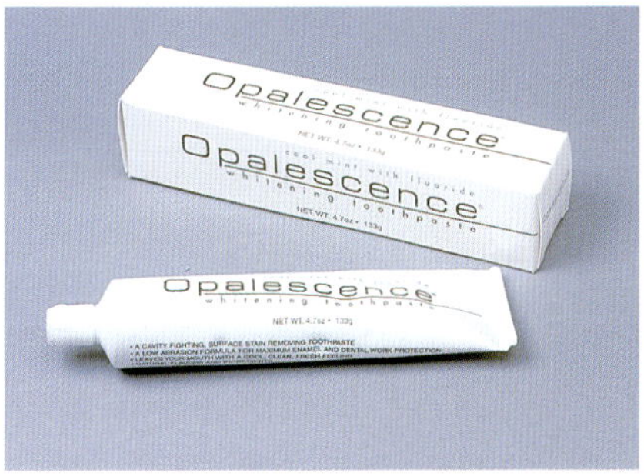

그림 2-5. 미백치약. Opalescence(Ultra-dent).

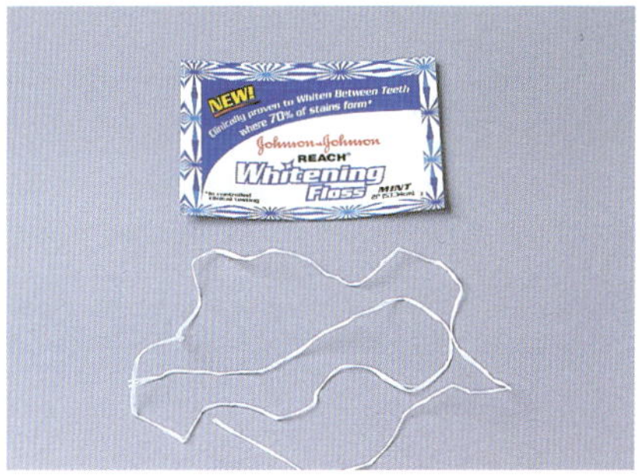

그림 2-6. 미백효과가 있는 미백치실. Reach Whitening Floss(Johnson & Johnson). 인접면의 미백에 사용한다.

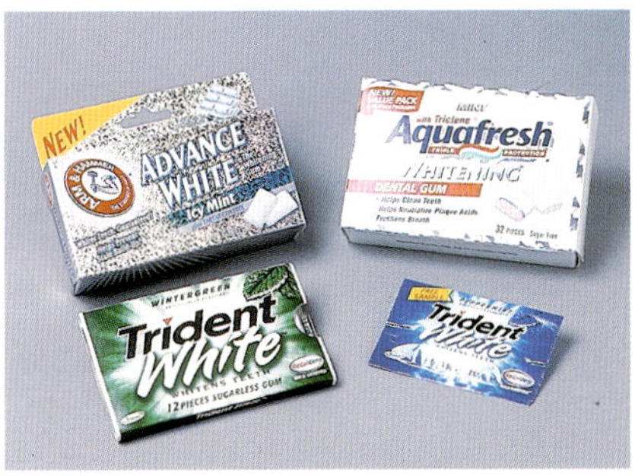

그림 2-7. 미백효과가 있는 껌. 미백에 효과가 있다는 껌도 여러 종류 판매되고 있다.

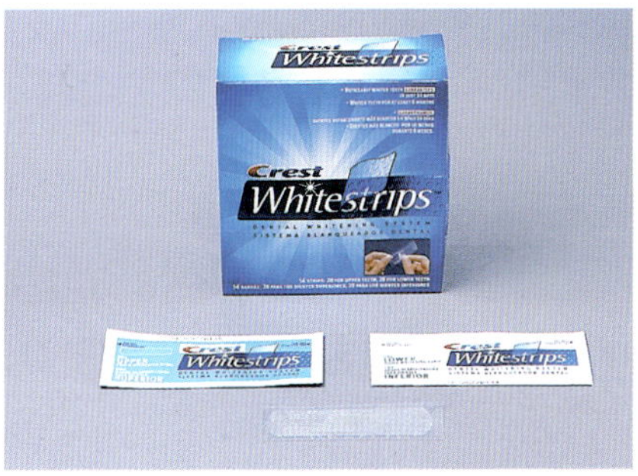

그림 2-8. 미백효과가 있는 Strips(Crest). 반창고 같은 테이프를 양치 후 30분간 하루 두번 붙여 미백하는 제품. 미국에서는 양치하는 느낌으로 사용되고 있다. 상악용, 하악용으로 구분되어 있다.

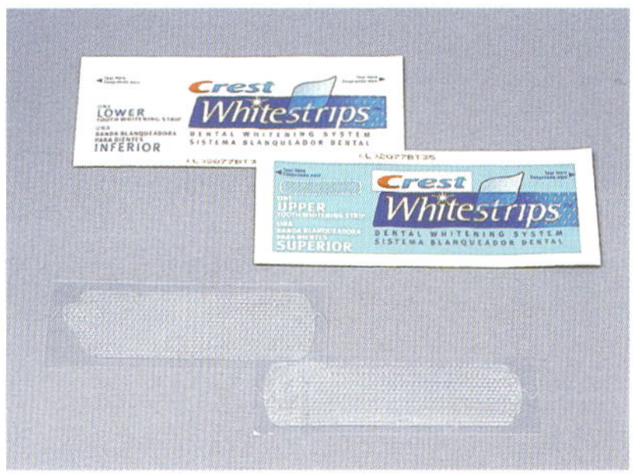

그림 2-9. 미백효과가 있는 White strips (Crest). 상단은 하악용이고, 하단은 상악용이다.

필자는 치과위생사로서 파견회사 또는 일반 개업의와의 개별계약에 따라 많은 치과의원에 나가고 있으나 모든 치과의원이 자가미백을 하고 있다. 리콜은 일반인들에게 당연한 것으로 인식되고 있다. '나의 환자' 들이 가장 궁금해 하는 것은 최근의 미백제품에 관한 것이다. 더욱이 여름 동안에는 미백을 하는 환자가 많아져서 치과에 따라서는 자가미백의 할인을 일정기간 하는 곳도 있다. 여름에는 햇볕에 탄 피부에 하얀 치아가 더 두드러지게 나타나기 때문일까.

환자들의 미백에 대한 생각은 다양하다. 젊은이들은 화장이나 머리를 염색하는 것처럼 패션의 연장으로 생각하는 것 같다. 또한 중노년의 경우에는 치아를 하얗게 함으로써 더 젊어 보인다고 느낄 것이다. 또한 전반적으로는 주위의 사람들이 미백을 하고 있고, 청결감이 증진된다는 것이 일반적인 이유이다. 환자들 중에는 결혼식에 맞추어 미백을 하는 경우가 있다. 그리고 졸업식 때문에 취직의 면접 때문에 라는 이유를 말한다. 이러한 경우 환자의 기일에 부응할 수 있는 술식의 선택이 필요하다.

최근에는 남성들의 미백 희망자도 많아지고 있다. 비즈니스 세계에서는 하얀 치아가 주위로부터의 호감도 매우 높고 일을 하는 데도 유리하며 환자가 자신감을 가지기 때문이다. 이와 같이 미국에서는 미백, 특히 자가미백은 환자의 연령과 성별에 관계없이 널리 받아들여지고 있다.

2. 미백에서 치과위생사의 역할

각 주의 규정에 따라 진료 업무범위가 다소 다르나, 미국에서는 전문가미백의 경우 치과위생사의 역할이 중요하다.

자가미백의 경우 치과의사가 술전의 진단을 하고 효과를 평가한다. 자가미백의 실제 과정은 거의 다 치과위생사가 담당한다.

치과위생사가 담당하는 범위는 다음과 같다.

1) 환자들의 미백에 대한 관심도 판정

미국의 경우 4~6개월마다 치과에 정기적으로 내원하는 환자들이 많으며, 치주질환이 있으면 내원 간격이 짧아진다. 대부분의 경우 치과위생사에게 예약을 하고 스케일링을 받기 위해 내원한다. 그렇기 때문에 환자들이 구강위생에 관한 최신 정보를 치과위생사로부터 얻는 기회가 많다.

미백의 경우에도 미백에 관한 팜플렛(그림 2-10)이 접수부나 치과위생사 방에 비치되어 있

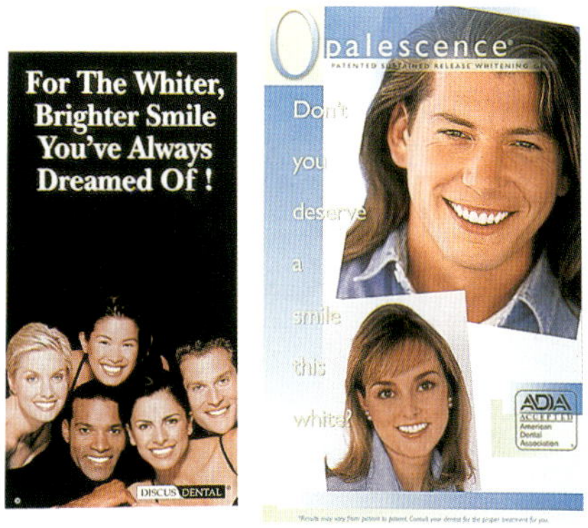

그림 2-10. 미백환자용 팜플렛.

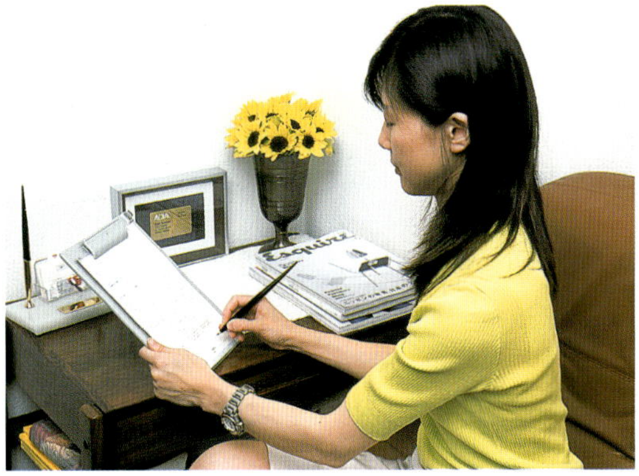

그림 2-11. 미백질문지의 체크. 절대적 금기증의 유무, 임신, 수유 중 여부를 확인한다.

기 때문에 미백에 흥미 있는 환자는 팜플렛을 보거나 치과위생사에게 미백에 관하여 질문을 하게 된다. 또한 팜플렛을 보지 않아도 리콜 때 미백이나 환자 자신의 치아색상에 대해서 질문을 하거나 치아에 착색이 있는지 물어오므로 환자가 미백에 관심이 있는지 판단할 수 있다.

환자에 따라서 오버더카운터 제품에 관해 질문하는 경우도 있다. 이럴 때 전문가가 권하는 자가미백과 이들 제품이 어떻게 다른가를 정확하게 설명하는 것이 중요하다.

2) 환자와의 상담

상담이란 대화에 응하는 것이며 조언을 하거나 어떤 것을 추천하는 것도 포함된다. 여기서는 편안한 대화가 되는 것이 중요하며, 환자와의 신뢰관계가 없으면 안 된다. 밀어붙이는 듯 한 추천은 미백에는 부적절하다. 또한 상담에는 올바른 정보의 제공도 포함된다. 넓은 의미의 미백은 치아가 하얗게 되는 것이나, 좁은 의미의 미백은 표백을 말한다. 이러한 말의 의미도 환자에게 알려줄 필요가 있다.

(1) 환자 챠트의 재확인

상담을 하기 전 다시 한번 환자의 금기사항을 검토할 필요가 있다.

- 질문지를 체크하고(그림 2-11), 미백의 금기증과 적응증을 판단한다.
- 전치부의 수복물에 대한 미백 후의 처치도 설명한다. 예를 들어, 환자의 전치부에 수복물이 있는 경우 미백 후에 충전물이나 보철물의 수정필요성이 생기는 것도 설명한다.

- 치주 건강의 평가(치과위생사의 판단결과)
- 인상채득
- 미백장치 제작
- 미백
- 미백의 평가
- 미백효과를 유지하기 위한 지시
- 터치업의 설명
- 내원 횟수의 설명
- 치료비의 설명
- 미백 중 생기는 불편함은 반드시 의사에게 알림

- 치과의사와 상담하고, 필요하면 방사선 사진을 촬영한다. 치은의 상태에 따라 지각과민의 발생 가능성을 체크한다. 치은이 퇴축된 경우 지각과민이 일어나기 쉬우므로 주의한다.

(2) 미백의 평가

각 단계마다 평가하고 다음으로 진행한다. 상세한 것은 다음 항 및 제3~4장을 참조한다.

(3) 미백의 과정 (그림 2-12)

a. 미백을 위한 서면동의. 서면동의란 일반적으로 '설명과 동의' 로 해석되지만, 이것을 치과위생사와 환자의 관계로 바꾸어 생각해보자. 치과위생사는 환자 구강내의 정보나 치료방법의 선택을 환자에게 전한다. 환자는 제공된 정보를 근거로 자기가 받을 치료방법이나 술식을 선택한다. 챠트의 공개를 받을 권리는 물론, 필요에 따라 다른 의료 관계자의 의견도 구할 수 있다. 그러한 바탕 위에 치과위생사로부터 받은 정보를 근거로 치료방법에 동의한다.

동의한다는 것은 일반적인 설명에 대해 그저 찬성한다는 것이 아니고 치과위생사가 제공한 정보에 대해 환자가 자기책임으로 그 방침을 받아들이고 자기가 할 일은 틀림없이 관리함을 의미한다.

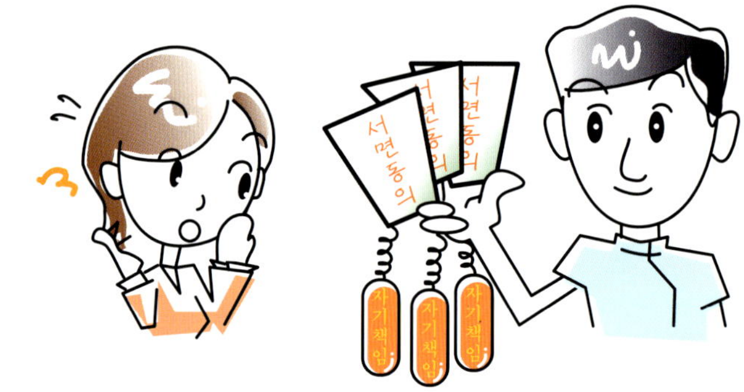

미백에서 치과위생사가 제공하는 정보 중에는 미백으로 생길 수 있는 불쾌증상과 그 대처방법도 포함되어 있다. 불쾌증상의 발생에

a. 서면동의

b. 스케일링 폴리싱 구강위생 지도

c. 베이스라인 셰이드의 확인과 챠트 기록

d. 사진촬영

e. 미백장치를 위한 인상채득

f. 미백장치의 제작

g. 미백장치의 적합성 체크

h. 장치의 사용법과 과잉 미백제의 제거방법 설명

i. 미백중의 주의사항 설명

j. 미백을 위한 리콜

k. 리콜과 터치업

그림 2-12. 미백 과정.

대한 설명은 서면동의에서 중요하다. 또한 후에 발생할 수 있는 문제를 방지하는 의미에서도 그 대처법에 대해 환자에게 알린다.

b. 스케일링, 폴리싱 및 구강위생 지도. 일반적으로 리콜에서 미백을 할 경우 주의가 필요하다. 지난 리콜 때 스케일링을 한 경우에도 치석이 또 침착되어 있으면 미백을 하기 전에 다시 스케일링과 폴리싱을 한다. 물론, 리콜이 아닌 내원 환자에게 미백을 할 경우에는 필요에 따라 스케일링과 폴리싱을 하고 구강위생 지도를 하여 자가미백이 성공할 수 있는 조건을 갖춘다.

c. 베이스라인 셰이드의 확인과 챠트 기록. 환자가 내원했을 때의 치아의 색상을 베이스라인 셰이드라고 한다. 이것은 스케일링이나 폴리싱을 한 후의 치아 본래의 색상이다.

셰이드 가이드를 이용하여 환자와 함께 색상을 평가하고 챠트에 기록한다. 또한 환자가 희망하는 치아의 색상을 확인하고 희망사항을 챠트에 기록한다.

자가미백에서는 환자에 따라 역동적으로 치아의 색상이 변화하는 경우도 있으나, 조금씩 색상이 변화하는 경우 환자가 매일 거울을 봐도 효과 확인이 어려우며, 원래 치아의 색상을 잊어버리기 쉽다. 이러한 경우 환자의 오해를 예방하기 위하여 반드시 환자와 함께 치아 색상을 확인할 필요가 있다.

d. **사진촬영.** 환자를 미백하기 전에 구강내 사진을 촬영한다. 셰이드 가이드와 함께 촬영하는 것이 좋다.

e. **미백장치를 위한 인상채득.** 미백장치를 제작하는 작업모형을 만들기 위하여 인상채득을 한다.

f. **미백방치의 제작.** 진공형성기계를 이용하여 미백장치를 제작한다.

g. **미백장치의 적합성 체크.** 장치의 적합성을 체크한다. 장치의 적합성이 불량하면 미백제의 유효성분이 장치에서 유출되고 미백의 효과가 감소됨과 동시에 치면상 약제의 접촉상태에도 영향을 준다.

h. **장치의 사용법과 과잉 미백제의 제거방법 설명.** 미백제를 미백장치에 넣는 부위와 용량을 지도한다. 또한 미백장치의 장착지도도 한다. 이때, 환자가 실제로 장치에 미백제를 넣고 장치를 구강내에 장착하게 한다. 약제가 너무 많을 경우에는 장치에서 나온 약제를 거즈나 면봉으로 제거한다.

i. **미백 중 주의사항 설명.** 만약 젤이 밖으로 스며 나올 경우 약제를 삼키지 않도록 주의시킨다. 또한 장치를 제거한 후 착색성 음식물을 먹지 않도록 주의시킨다.

j. **미백을 위한 리콜.** 미백효과의 평가와 미백 후의 구강내 연조직 등의 상태도 평가한다. 또한 리콜 때 치아 색상의 셰이드 가이드를 기록으로 남기고 사진을 촬영한다.

k. **리콜과 터치업.** 미백 후 시간의 경과에 따라 서서히 재변색되는 경향이 있다. 특히, 외인성 착색의 원인이 되는 음식물을 많이 먹는 환자의 경우 치아의 밝기가 미백직후와 비교하여 떨어진다. 따라서 미백을 한 환자에게는 터치업이 필요하다. 터치업이란 미백 후의 재변색을 방지하기 위하여 정기적으로 미백제를 재사용하는 것이다.

앞에서 언급하였지만 미국 환자들은 4~6개월마다 치과위생사와 예약하고 스케일링을 받기 위하여 내원한다. 따라서 치과위생사는 환자의 미백 후 치아색상의 변화를 리콜 때 확인하고, 환자의 희망에 따라 미백 터치업의 시기를 정하거나 조언을 한다.

리콜 때 치주건강의 평가를 하고, 미백의 터치업과 함께 환자를 문진도 한다. 이때 임신, 수유 여부의 확인은 치과위생사의 잊어서는 안 될 책임이며 역할이다. 물론 치아색상도 기록한다.

또한 지각과민의 유무, 치은의 염증, 치은퇴축의 유무, 미백장치의 변형, 교모의 유무, 치아의 교합, 이갈이 등의 원인으로 미백장치에 구멍이 생기지 않았는지 조사할 필요가 있다.

잊어서는 안 되므로 자가미백에 대한 주의사항을 다시 한번 환자에게 설명할 필요가 있다. 특히 미백젤을 미백장치에 넣을 용량과 미백장치에서 나온 과잉 미백젤의 처치, 특히 미백제를 아이들의 눈에 띄지 않는 곳에 두도록 하는 것 등이다.

또한 새로운 미백 정보나 미백의 효과 유지에 관해서 최신 정보를 환자에게 설명한다.

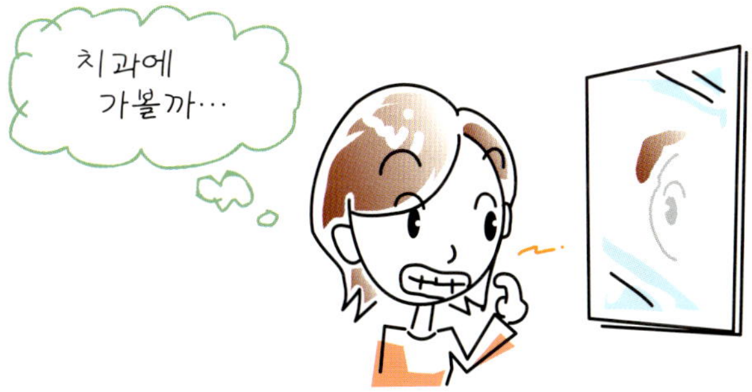

제3장

치과위생사를 위한 미백의 기초지식

1. 자가미백과 폴리싱의 차이

미백과 폴리싱은 둘 다 심미를 주목적으로 하는 치과치료이다. 미백의 목적은 치아의 색상을 화학적으로 조정하는 심미치료이다. 한편 폴리싱의 목적은 치면에 부착된 외인성 색소 침착물(커피, 홍차, 우롱차, 담배, 콜라, 적포도주 등)을 기계적으로 제거하는 것이다.

2. 자가미백제의 종류

미국에서는 많은 자가미백제가 시판되고 있다(그림 3-3~5). 이들은 ADA(미국치과의사회)의 인정을 받은 제품과 미인정 제품으로 분류된다.

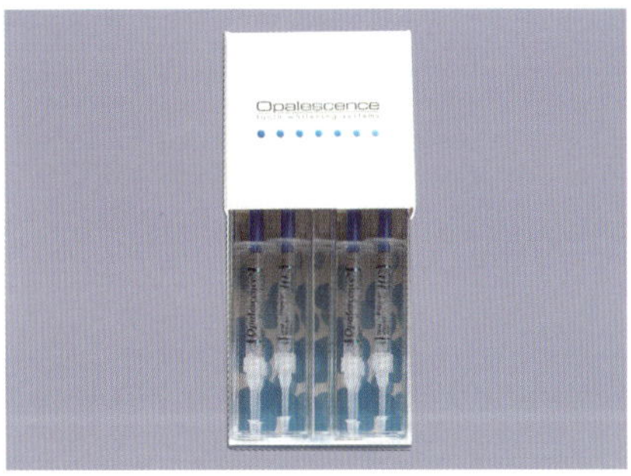

그림 3-1. 자가미백제 Opalescence 10% 키트(Ultradent JAPAN).

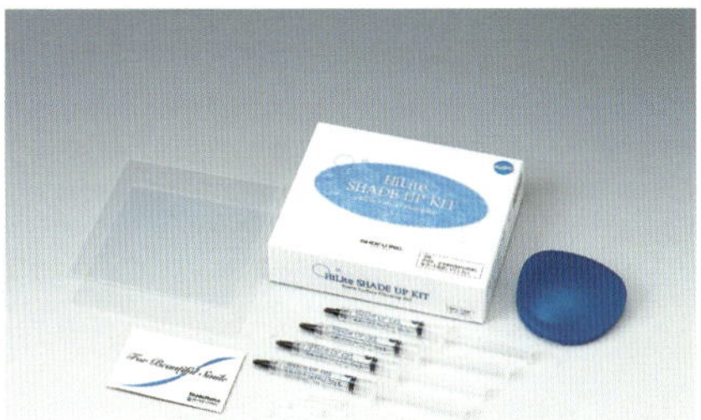

그림 3-2. 자가미백제 HiLite Shade up 키트(Shofu).

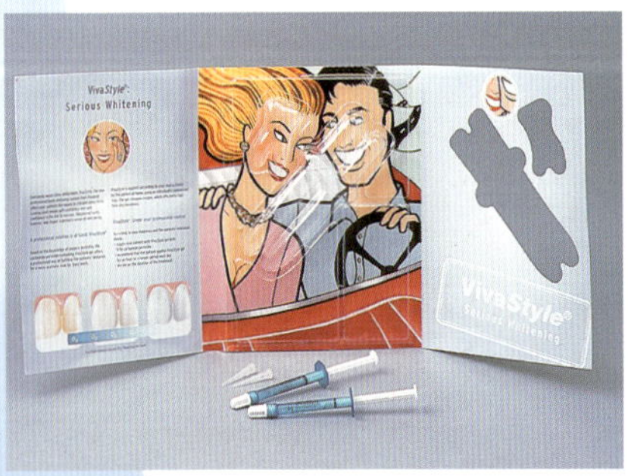

그림 3-3. 자가미백제 Vivastyle(Ivoclar Vivadent).

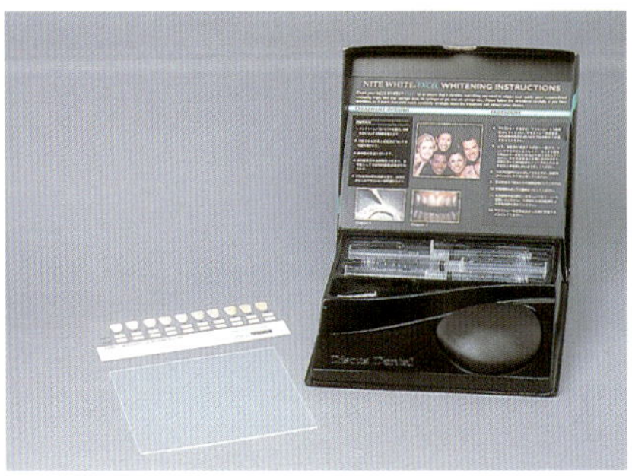

그림 3-4. 자가미백제 Nite White Excel2/ 2Z/ 2NSF(Discus-Dental).

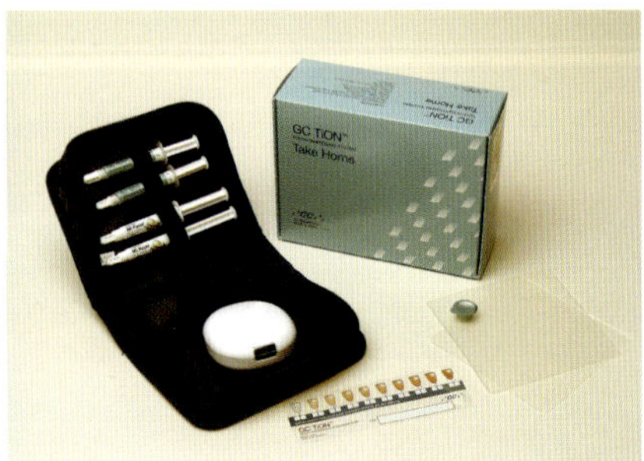

그림 3-5. 자가미백제 TiON Take Home (GC AMERICA).

미백제는 제품에 따라 미백제의 성분, 미백의 처치시간과 기간, 미백의 효과, 미백 처치시의 불쾌증상의 차이 등 여러 가지 특징이 있다. 따라서 환자의 희망이나 지각과민의 가능성을 고려하여 환자에게 맞는 미백제를 선택한다.

3. 미백제의 성분과 보관방법

1) 자가미백제의 성분

미백제의 성분은 제조회사 또는 제품에 따라 다르다. 주성분은 일반적으로 과산화요소와 과산화수소로 분류된다.

- 과산화요소의 농도: 5~30%
- 과산화수소의 농도: 7.5~9.5%
- 향료: 메론, 바나나, 민트, 수박, 산딸기, 레귤러 등 제품에 따라 각종 향료가 있다.
- Nite White Excel(후생노동성의 인가제품)의 구성: 과산화요소 10% 첨가물: 비닐 폴리마, 프로필렌 글리콜, 산화 에틸렌, 글리세린, 셀룰로스, pH 조정제, 향료(Nite White Excel의 설명서)

2) 자가미백제의 보관방법

제품에 따라 보관방법이 다르다. 일반적으로 냉장고나 차고 어두운 곳에 보관할 필요가 있지만, 제품에 따라 실온에서의 보관이 지정되어 있기 때문에 각 제조회사의 지시에 따른다. 또한 유효기간이 지난 미백제는 효과가 떨어지므로 안 쓰는 것이 좋다.

4. 미백의 금기증과 미백전의 준비

1) 치과의사에 의한 검사 · 진단 및 금기증

미백은 치과진료에 있어 치과위생사의 역할이 크다. 그러나 치과의사에 의한 검사 및 진단의 중요성은 다른 치료법과 다를 바 없으므로 주의가 필요하다.

방사선촬영, 문진, 구강내 검사 등에 기초하여 확실한 진단을 함으로써 하기의 금기증에 대해서는 미백을 피하거나 필요한 임시치료를 함으로써 미백에서 일어날 수 있는 불쾌증상 등을 미연에 방지할 수 있다. 또한 테트라싸이클린에 의한 변색치는 그 정도에 따라 미백효과를 기대할 수 없는 경우도 있으므로 치과의사에 의한 검사와 진단은 필수적이다.

금기증에는 절대적 금기와 상대적 금기가 있다. 또한 치과의사의 진단에 따라 미백의 효과를 기대할 수 없는 경우도 있다.

치과위생사는 치과의사의 치료계획의 지시에 따라 상담을 한다.

(1) 절대적 금기

미백제에 알레르기가 있는 환자, 무카타라제증의 환자에게는 미백을 시행해서는 안 된다.

(2) 상대적 금기

임신, 수유 중의 여성은 상대적 금기로 치과위생사는 문진 또는 치과의사의 지시에 따라 출산, 수유기간이 끝난 후에 미백이 가능하다고 알린다.

(3) 진단에 의해 금기증으로 하는 경우

법랑질과 상아질형성 부전증, 심한 테트라싸이클린 변색치는 미백으로 효과를 기대할 수 없는 경우로 금기증이 된다. 이런 경우에는 라미네이트 비니어나 다른 수복치료가 필요하므로 치과의사와의 협의에 따라 환자와의 충분한 대화가 필요하다.

2) 미백전의 처치

미백을 하기 위해서는 치은이나 치아의 처치가 사전에 이루어지지 않으면 안 된다. 그렇지 않으면 불쾌증상의 원인이 되어 자가미백에 대한 환자의 협조를 얻을 수 없게 된다. 필요한 사전 처치는 다음과 같다.

(1) 우식의 치료

(2) 상아질의 지각과민에 대한 처치

(3) 치은의 염증에 대한 치료

(4) 치근의 노출에 대한 치료

(5) 보철 수복물에 문제가 있는 것에 대한 치료

모든 처치는 치과의사의 치료계획에 따라 시행한다. 우선, 우식이나 치근의 노출이 있을 경우에는 임시충전, 임시 수복물이 필요한 경우도 있으나, 이것은 미백완료 후에 최종 수복물을 만들어야 할 필요가 많기 때문이다.

치은에 염증이 있을 경우에는 세척을 하고 구강위생 지도를 하여 치은의 염증이 완화된 후에 미백을 한다.

5. 자가미백에서 일어나기 쉬운 불쾌증상

자가미백 시 불쾌증상은 모든 환자에게 나타나는 것은 아니다. 그 불쾌증상도 일시적인 경우가 많기 때문에 환자들의 질문에 적절히 대응하는 것이 필요하다. 또한 필요에 따라 전화연락 또는 내원하도록 하는 등 사전에 환자에게 설명하여 둔다.

(1) 상아질의 지각과민

질문지에 현재 및 과거의 지각과민 유무를 기입하여 둔다.

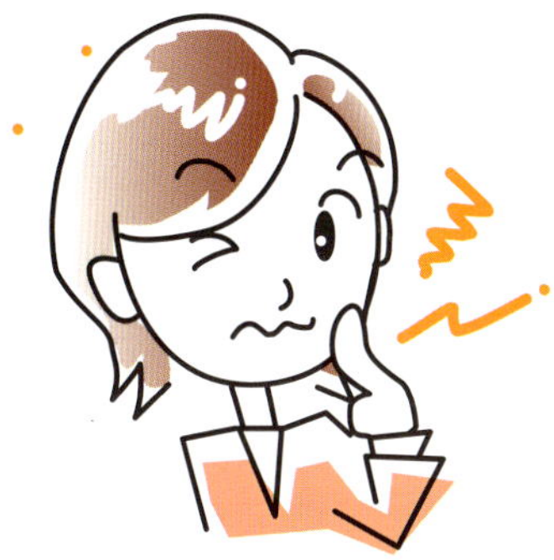

(2) 염증

미백장치의 거친 정도에 따라 염증이 생기는 경우도 있다.

(3) 교합이나 악관절의 위화감

미백장치로 환자가 교합이나 악관절의 위화감을 호소하는 경우도 있다. 특히, 이갈이가 있는 경우에는 미백장치를 나이트가드로 쓰지 않도록 환자를 지도할 필요가 있다. 이러한 환자의 경우 미백장치를 단시간 착용하는 미백제의 처방이 필요하다.

6. 미백 후 기존 수복물의 색상

미백을 함으로써 환자의 치아에 미백효과가 나타난다. 그러나 환자의 구강내에 이미 존재하는 수복물(도재 크라운, 레진 크라운, 라미네이트 비니어 등)의 색상은 미백 후에도 변치 않는다. 이런 경우에는 미백 후에 수복물을 새로 제작해야 한다. 최근에는 미백 후 색상에 맞추기 위해 특별한 색상(미백셰이드라고 함)의 수복제나 도재가 사용되고 있다.

이러한 정보는 반드시 사전에 환자에게 설명하여 납득하도록 한다. 이를 위하여 치과의사(치과의사의 지시에 따라 치과위생사)는 환자에게 미리 충분하게 설명할 필요가 있다.

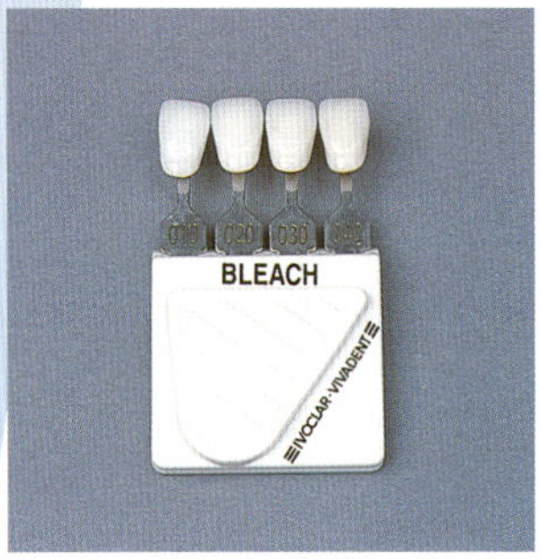

그림 3-6. 미백셰이드용 셰이드 가이드(Ivoclar Vivadent). 미국과 유럽에서는 B1보다 더 밝은 4단계의 셰이드 가이드를 사용하고 있다.

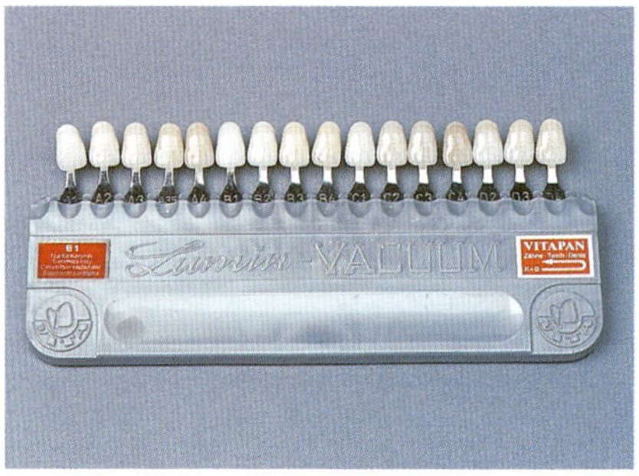

그림 3-7. 표준적인 Vita Shade Guide. 명도 순으로 16단계가 된다. 명도순(B1, A1, B2, D2, A2, C1, C2, D4, A3, D3, B3, A3.5, B4, C3, A4, C4)로 배열된 것을 준비하여두면 편리하다.

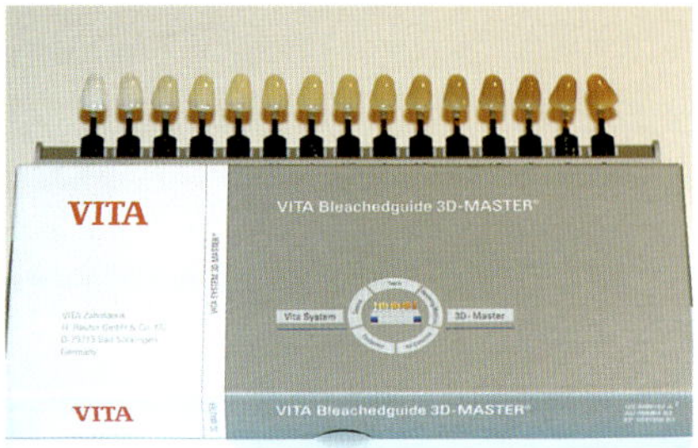

그림 3-8. Vita Bleaching Guide 3D-Master(Vita).

7. 베이스라인 셰이드

초진 내원 환자의 치아색상을 베이스라인 셰이드라고 한다. 미백 후 치아의 색상이 하얗고 밝아지면 환자는 미백하기 전의 색상 자체를 잊어버리는 경우가 있다. 따라서 미백전의 치아색상과 셰이드 가이드(그림 3-6~8)를 대비하면서 환자와 함께 확인하고 챠트에 기록할 필요가 있다. 동시에 미백 전 치아의 사진을 촬영함으로써 환자가 눈으로 확인할 수 있는 기록을 한다.

이와 같이 환자 자신에게 미백 전 치아의 색상을 확인시키면 미백 중의 변화를 알게 되고, 자가미백에도 도움이 된다. 또한 환자가 미백의 효과를 인식함으로써 일상 구강위생 향상의 필요성을 느낄 수 있다. 베이스라인 셰이드의 기록으로 미백 후의 문제도 막을 수 있다. 그런 의미에서도 이 작업은 매우 중요하며, 치료의 일부로 포함시켜야 한다.

미백의 성공 여부 판단은 개인의 주관에 좌우되기 쉬우나, 베이스라인 셰이드를 자료화함으로써 환자에게 객관적인 확인을 해줄 수 있다.

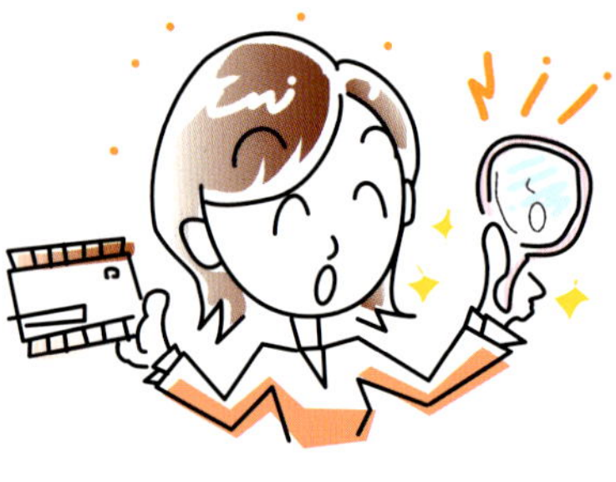

8. 환자에 대한 주의사항(마감)

자가미백을 할 때 치과위생사가 환자에게 전해야 할 주의사항은 다음과 같다.

(1) 미백장치는 치면, 치경부에 잘 맞도록 장착되어야 한다. 미백제의 효과를 높이기 위해서도 장치를 바르게 장착하도록 지도한다.

(2) 미백장치에서 유출된 미백제는 치은, 점막에 염증을 일으킬 가능성이 있으므로 닦아내도록 환자를 지도한다.

(3) 장치 장착중 음식은 금지한다.

(4) 미백 중 음식물의 제한. 미백 중에는 담배, 커피, 홍차, 카레, 포도주 등 착색 경향이 강한 음식물 또 산성 음식물인 콜라, 레몬 등은 탈회작용을 일으킬 가능성이 있으므로 삼가 하도록 지도한다.

(5) 기타 주의사항. 미백제의 보관장소와 보관조건은 제조회사의 지시에 따라 환자에게 전한다. 또한, 약제를 아이들의 손이 닿는 곳에 보관하지 않도록 지도한다.

9. 지도시의 주의사항

(1) 미백제의 주입지도

미백제가, 순설측 어느 쪽에도 치우치지 않게 주입되도록 주의할 필요가 있다.

(2) 미백제의 응용 부위

구강내 전체를 밝게 개선할 것인가, 전치부에 한정하여 미백을 할 것인가의 선택은 환자나 주치의와의 협의로 정할 필요가 있지만, 심미성을 높이기 위해서는 전체의 색상을 개선하도록 한다.

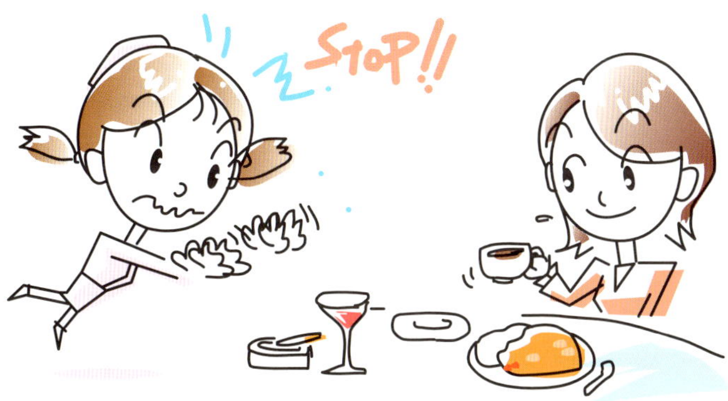

10. 미백 후 효과의 유지

(1) 미백효과는 평생 가지 않는다.

환자들의 생활습관에 따라 다르지만, 외인성 착색이나 나이에 따른 누런 끼 등으로 일정 기간이 지나면 색상의 변화가 두드러진다. 이것을 '재변색'이라고 한다.

(2) 터치업

미백 후 환자들에게는 터치업이라고 하는 정기적인 미백처치를 권함으로써 일정한 색상을 유지시킨다.

(3) 구강위생의 향상

환자의 일상생활에서 구강관리가 불량하면 치태가 치면에 부착하고 치면이 누런 색을 띠게 된다. 또한 미백의 성과를 최대한 발휘하지 못하며, 하얀 이, 빛나는 치아에서 멀어지는 원인이 되므로 매일의 구강위생을 좋은 상태로 유지할 필요가 있다.

(4) 미백효과가 있는 미백치약의 사용

미백효과가 있는 치약은 일상생활 습관으로 치아의 착색을 제거하는 데 도움이 되므로 미백 후의 색상 유지에 기여한다. 환자에게 이러한 미백치약을 사용하도록 권한다.

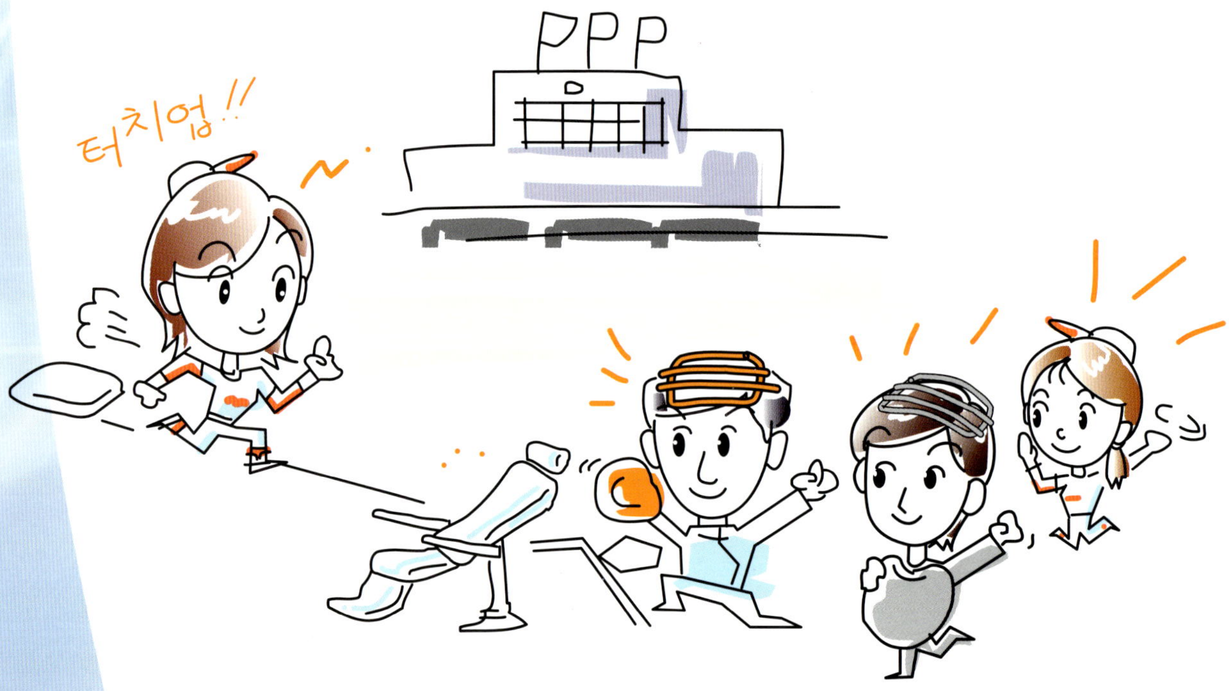

(5) 전문가 스케일링

일상의 손질만으로는 제거할 수 없는 착색이나 치태, 치석을 정기적인 스케일링으로 제거함으로써 하얀 치아를 유지한다. 스케일링 기술에 문제가 있으면 치석이 남아서 치태가 부착하기 쉬운 상태가 되므로 확실하게 제거할 필요가 있다.

11. 미백장치에 레저보아는 필요한가

레저보아란 미백젤이 치면에 머물게 하기 위한 미백장치의 공간을 말한다. 한 때는 미국에서도 많은 치과에서 레저보아가 붙은 미백장치를 만들고 있었으나, 최근에는 레저보아가 필요 없다는 연구결과가 발표되고 그 연구결과를 반영한 제품도 나와 있으며, 레저보아가 없는 미백장치를 완성하는 경우가 많아지고 있다(그림 3-9~13).

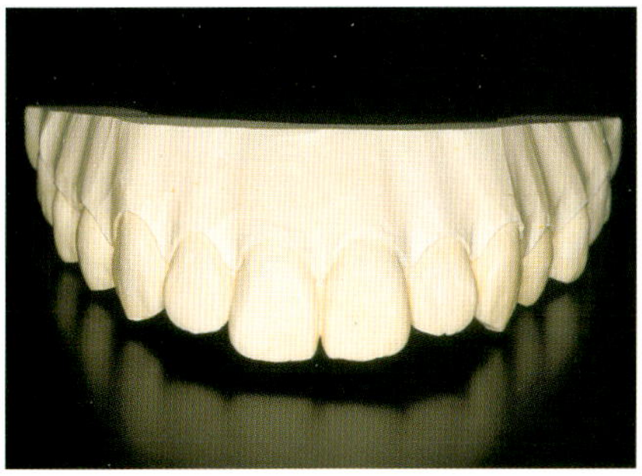

그림 3-9. 레저보아가 없는 작업모형.

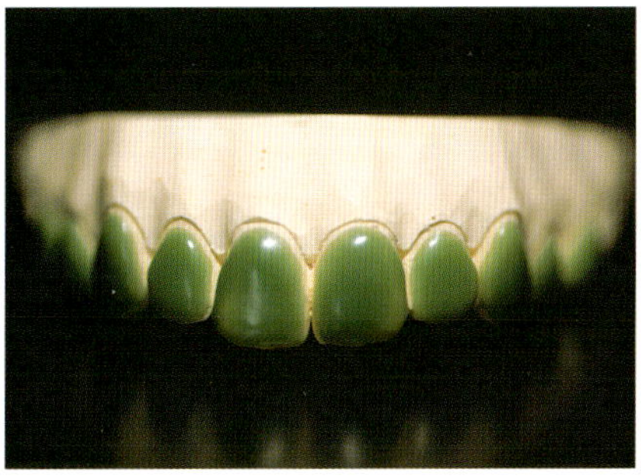

그림 3-10. 레저보아가 있는 작업모형.

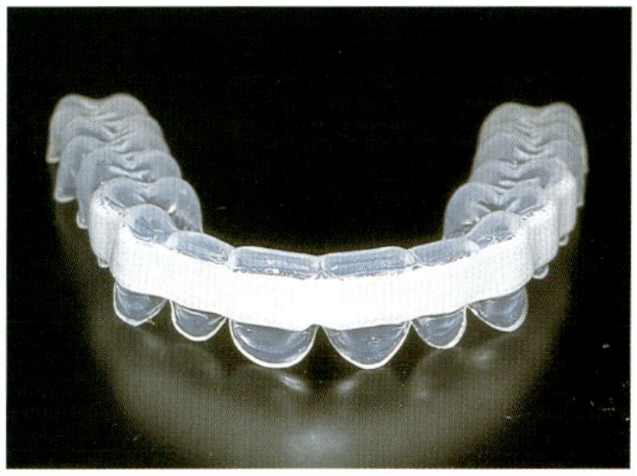

그림 3-11. 3M Zaris에 부착되어 있는 전용 레저보아 스트립.

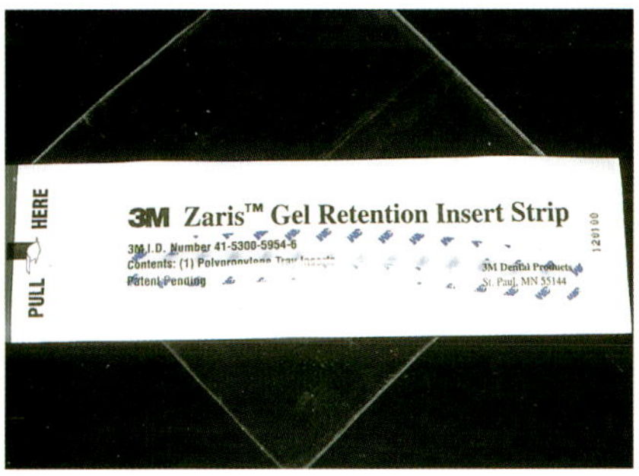

그림 3-12. 개봉 후 작업모형 표면에 붙인다.

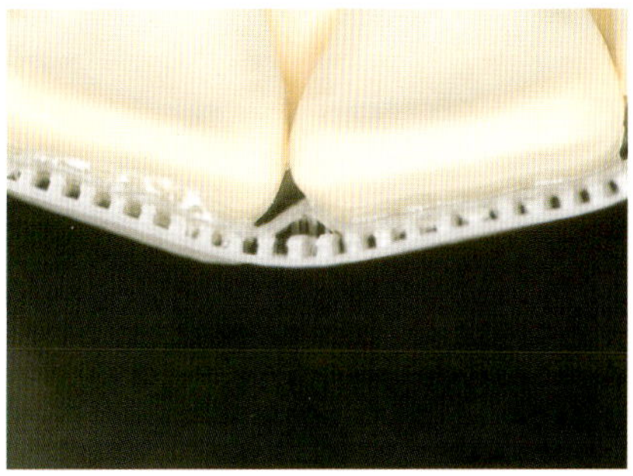

그림 3-13. 장치 내부에 스트립이 있으면 미백제의 유실방지에 도움이 된다.

제4장 자가미백을 위한 상담과 서면동의

1. 미백을 희망하는 환자와의 상담

미백을 희망하는 환자는 이미 동기유발이 되어 있으므로 치과위생사가 특별히 미백의 의미를 설명할 필요는 없다. 하지만 환자가 미백에 기대하는 것을 확인하고 미백에 관해 잘못된 지식을 가지고 있지 않는가는 확인해 둘 필요가 있다. 그런 후 자가미백은 환자 자신이 하기 때문에 일련의 과정을 설명한다.

치과의사의 검사 후 미백 희망자에게 아래와 같은 순서로 상담하고 서면동의를 받는다.

1) 구강위생 지도(세척 포함)

치태, 치석이 치아에 부착, 침착되어 있으면 미백이 느리게 진행되므로 치태, 치석의 제거가 필요함을 환자에게 알린다. 또한 일상의 구강위생 상태가 불량하면 좋은 결과를 얻지 못함을 상담 중 가볍게 언급한다.

이 단계에서 구강위생 상태의 개선을 너무 강조하면 환자는 심리적으로 구강위생 향상에 부담을 느낀다. 이것은 동기를 상실하게 되어 미백을 취소할 가능성까지도 생긴다.

2) 셰이드 탭의 선택과 사진촬영

환자 치아의 색상을 위한 셰이드 탭의 선택은 치과위생사나 치과의사만이 정하는 것이 아니며 환자와 함께 선택하도록 해야 한다.

3) 미백장치 제작을 위한 인상채득

구토반사가 강한 환자는 인상채득에 대해 심리적으로 거부감이 있다. 그래서 흐름성이 낮은 실리콘 인상재를 사용할 수 있다고 설명한다.

4) 장치의 적합성 체크와 자가미백의 지도

인상을 채득하고 개인의 치열에 맞는 장치를 만들기 위해 오버더카운터 제품보다 얇고 위화감이 별로 없음을 환자에게 말하여 준다. 시판되는 제품과 치과의원에서 만든 장치를 비교하면서 환자가 납득하도록 한다.

5) 서면동의서의 중요사항

(1) 일어날 수 있는 불쾌증상의 구체적인 예

치아의 지각과민이나 치은, 구강내 조직에 불쾌감이 일어나는 경우가 있다. 치아의 지각 과민은 개인차가 있다. 환자에게는 지각과민이 생겨도 미백 처치시간을 조정하여 해결할 수 있다고 알려준다.

(2) 치은 · 구강내 연조직의 불쾌감에 대한 대응

치은이나 구강내 연조직의 불쾌증상에 대한 호소가 있으면 우선 내원하여 치과의사의 진찰을 받도록 한다.

기본적으로 치과위생사가 한 서면동의(설명에 대한 동의)와 관련해 환자가 할 일을 다 했으면 치은과 구강내 연조직의 불쾌감으로 인한 문제는 거의 일어나지 않는다. 그러나 환자가 치과위생사가 설명한 내용을 거부했을 경우(Informed Refusal)에도 내용을 정확하게 챠트에 기록하고 환자의 서명을 받아둘 필요가 있다. 상세한 것은 다음 '자기책임' 항목을 참고한다.

(3) 환자의 권리와 책임

일본에서는 서면동의만이 화제가 되고 있으나, 서면동의에는 권리로써 Informed Choice(충분한 설명된 치료 방법에 대한 환자 자신의 선택)와 Informed Refusal이 따른다. 어떤 방법을 선택할 것인가, 거절할 것인가는 환자의 권리인 동시에 의무(자기책임)이기도 하다. 이러한 의무와 권리는 분리될 수 없는 것이다. 일본에서는 권리에만 신경을 쓰지만, 권리에는 의무와 그 결과로써 생기는 일에 대해서 책임을 지는 일이 수반된다.

특히 심미치료에 있어서는 감성이 기준이 되는 경우가 많기 때문에 환자가 동의한 내용을 챠트에 기록하는 것은 매우 중요한 업무이다. 환자들의 의료에 대한 의식은 점점 높아지고 있다. 치과위생사가 환자로부터 오해, 불만, 법적 문제 등을 받지 않기 위해서는 서류로 남기는 과정이 매우 중요하다.

미백이 성공하기 위해서는 환자들이 치과위생사에게 약속한 사항을 자기 책임하에 지키지 않으면 안 된다. 한편, 치과위생사는 설명한 내용을 환자가 이해했는지를 확인한 후 환자의 동의를 받는다.

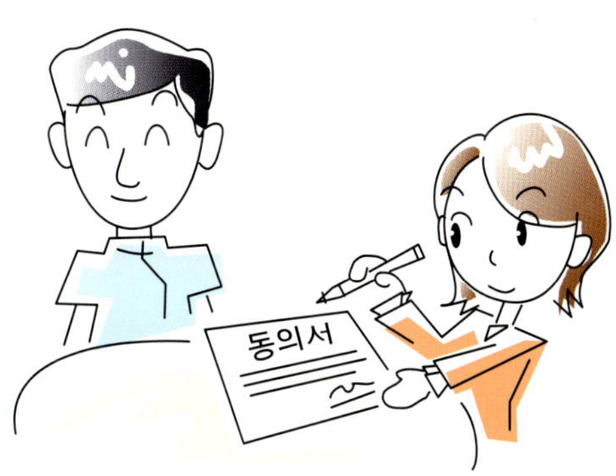

환자는 치과위생사가 한 설명, 지시, 처치에 대해 이해했으면 치과위생사의 지시를 책임지

고 지킬 필요가 있다. 이해하지 못했을 경우에는 반드시 그 내용을 치과위생사에게 말하고 설명을 요구하는 것도 자기 책임에 속한다. 예를 들면 다음과 같다.

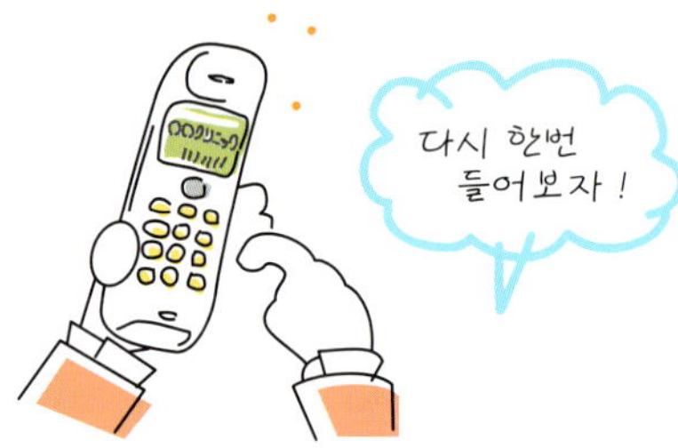

- 미백에 관한 설명, 지도 중 이해 안 되는 것은 반드시 치과위생사에게 다시 묻는다.
- 특히 미백제의 분량이 확실치 않으면 다시 설명을 요구한다.

a. **구강내 연조직의 불쾌감에 대응하는 환자의 자기책임.** 미백젤을 미백장치에 넣고 구강 내에 장착했을 때 넘치는 미백제는 면봉 등으로 제거한다. 치과위생사가 설명하고 환자가 그 내용에 동의했으면 넘치는 미백제의 제거는 환자의 자기책임이 된다. 법적으로 말하면 치과위생사가 준 주의사항을 환자가 지키는 것이 자기책임이라고 해석되고 있다.

b. **미백기간 중 착색에 관한 자기책임.** 미백기간 중에는 착색의 원인이 되는 음식물을 삼가하도록 치과위생사가 설명하고 환자가 그 내용에 동의했으면 그것을 지키는 것이 자기책임이다. 착색의 원인에는 담배, 커피, 홍차, 우롱차, 적포도주, 산성음식물(레몬 등), 탄산음료(콜라) 등이 있으며, 이런 기호품은 미백효과를 저하시키므로 삼가하도록 알려준다.

이미 구강 내에 있는 수복물에는 미백효과가 없다는 것은 치과의사가 설명할 내용이다. 색상을 맞추기 위해 부가적 수복치료가 필요하게 된다는 것은 치료방침에 대한 환자의 서면동의가 필요하기 때문이다.

2. 미백 후보자에 대한 상담

미국에서 Candidate라고 하면 일반적으로 후보자로 번역되고 있으나, '무언가 할 듯 한 사람' 이라는 의미다. 즉, 환자 자신은 아직 흥미나 친근감이 없지만, '미백하기에 딱 좋은 사람' 이라는 의미이다.

이러한 환자들은 아직 미백에 관해 잘 알지 못하기 때문에 미백에 대한 설명부터 해야 한다.

1) 미백이란 무엇인가를 설명한다

'치아의 색상에 변화를 주고 색상을 자기가 좋아하는 밝기에 근접시키는 것이 미백이다' 라고 환자에게 설명한다. 또한 희망하는 일부의 치아만도 적용되며, 필요에 따라 미백의 종류에 대해서도 설명한다.

2) 치과위생사가 하는 문진

환자가 자기 치아의 색상에 대해 어떻게 느끼고 있는지 질문한다. 어디까지나 환자의 희망을 존중한다는 입장을 취한다. 이 단계에서 치과의사의 챠트 등을 참조하면서 절대적 금기증이나 상대적 금기증이 아닌지 재확인한다.

3) 치아색상의 확인

치과위생사가 치아의 색상을 셰이드 가이드로 확인하고(그림 4-1), 환자에게도 치아의 색상이 어느 셰이드에 해당되는지 확인하도록 한다.

그 셰이드의 색상과 잡지나 미백 팜플렛의 모델들의 치아색상의 차이를 환자에게 확인시킨다(그림 4-2, 3). 이 모델들도 미백을 하고 있음을 강조하고, 환자의 이해도에 맞추어 알기 쉽고 명확한 표현으로 미백으로 환자가 얻는 좋은 점을 설명한다. 환자가 미백을 희망하고 동의하면 미백 희망자의 경우와 같은 순서로 미백을 진행시킨다. 확인된 셰이드로 사진을 찍고 챠트에 기재하며 경우에 따라서는 환자의 서명을 받는다(제5장 1절 참조). 치아의 색상이 밝아지고 나면 환자들은 예전 치아의 색상을 잊어버리기 쉽기 때문이다.

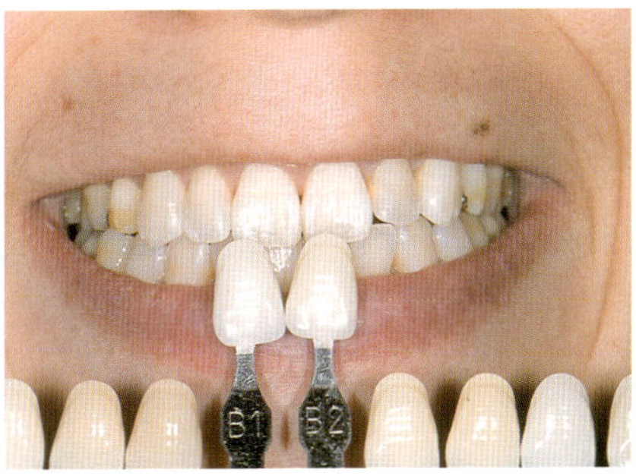

그림 4-1. 셰이드 가이드로 환자의 치아색상을 확인한다.

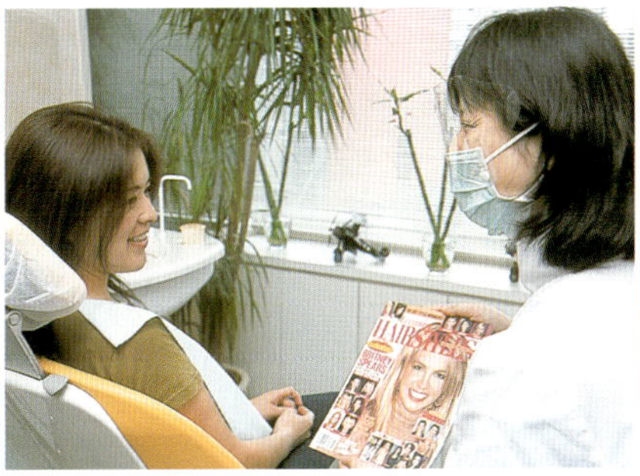

그림 4-2. 잡지모델들의 치아색상과 다름을 알린다. 환자에게 동기를 부여하는 데 도움이 된다. 환자들도 TV 탤런트 같은 치아색상을 원하는 경우가 많다.

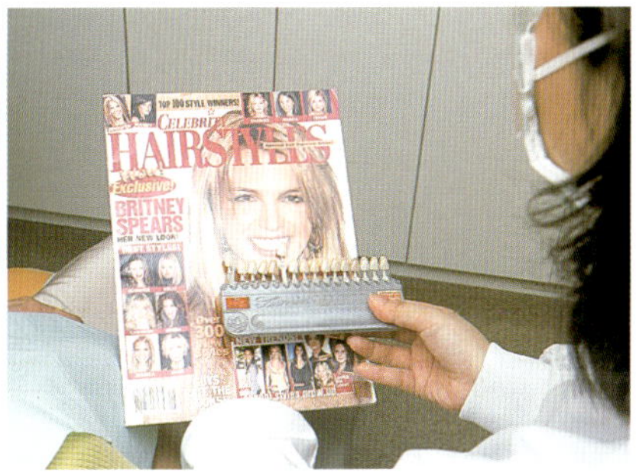

그림 4-3. 셰이드 가이드를 이용하여 모델들의 치아 색상을 환자와 함께 확인한다.

제5장

치과의사의 진단 후 치과위생사가 할 미백순서 1

1. 베이스라인 셰이드의 기록

자가미백을 하기 전에 환자치아의 색상을 셰이드 가이드(그림 4-1)나 치과용 측색기(그림 5-1, 2)를 사용하여 측정한다. 그 결과를 챠트와 셰이드 카드(그림 5-3)에 베이스라인 셰이드로써 기록한다. 이때 반드시 환자에게도 치아의 색상을 확인시키며, 셰이드 번호를 기록한 셰이드 카드를 건네주도록 한다. 이렇게 함으로써 미백 후 환자와 치과 사이에 발생할 수 있는 치아의 색상에 관한 문제를 피할 수 있다.

2. 사진 촬영

1) 환자와의 관계 맺음

미백전의 치아색상을 사진촬영 함으로써 환자가 잊어버리기 쉬운 미백 전의 색상을 기록한다(그림 5-4). 이것으로 셰이드 번호에 의한 기록 뿐만 아니라 시각적으로도 확인이 가능해진다.

미백 전과 후의 치아색상을 비교함으로써 환자가 미백의 효과를 확인할 수 있다. 또한 미백 후의 사진을 이용하여 치아색상을 유지하는 데는 일상의 구강위생의 향상이 중요함을 환자에게 인식시키는 근거가 된다.

환자에 따라서는 어떤 이유로 한쪽만 미백을 하겠다는 경우가 있다. 그럴 경우에는 우선 상악의 미백을 권한다. 상악의 치아가 밝아져서 얼마나 깨끗한지 인식하게 되면 하악 미백을 위

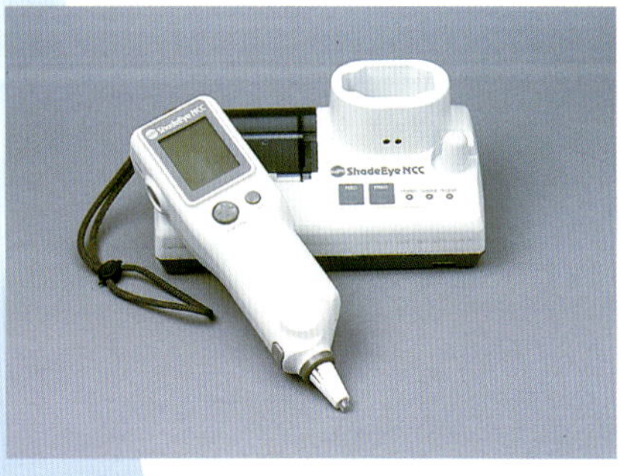

그림 5-1. 치과용측색기. Shade Eye NCC (Shofu).

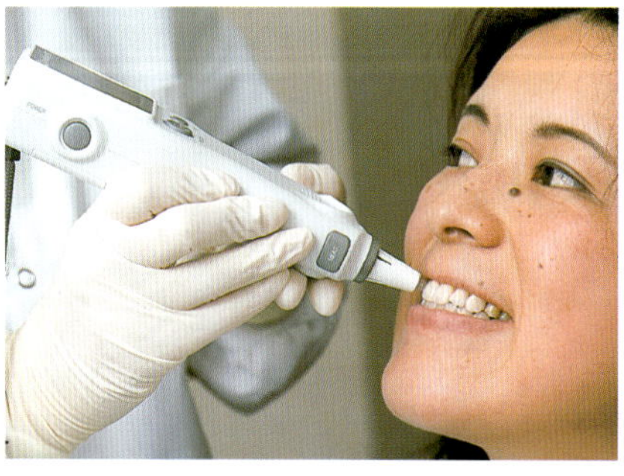

그림 5-2. 측색기에 의한 색상평가.

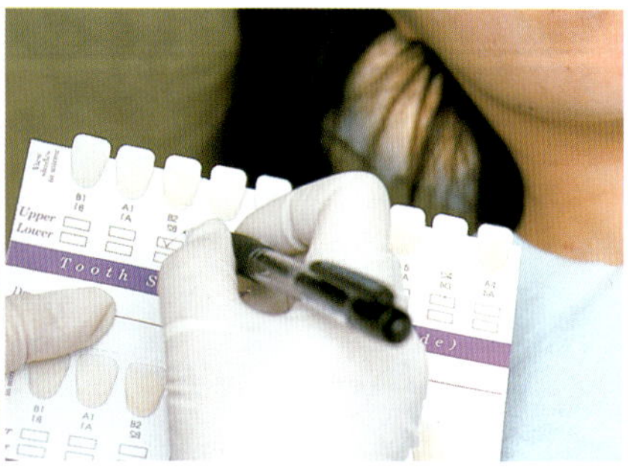

그림 5-3. 베이스라인 셰이드를 기입하는 셰이드 카드.

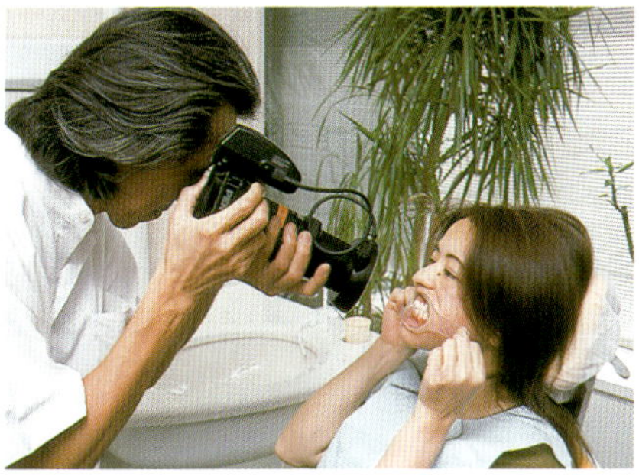

그림 5-4. 베이스라인 셰이드의 사진촬영.

한 동기가 된다.

2) 증례의 관리

환자의 '알 권리'를 보증하기 위해 미백 전후의 사진을 서류로 보존해야 한다. 또한 환자의 동의를 얻어 다른 환자들의 미백에 대한 동기부여에 이 사진을 이용하는 것도 가능하다. 이와 같이 증례사진은 환자가족이나 친구들의 미백에 대한 동기부여에 가장 적합하다.

3. 치주건강의 평가와 치과위생사의 처치

치주건강의 평가 결과 치주질환이 있는 환자에 대해서는 환자의 치은상태에 맞는 치료가 필요하다. 치주조직에 별 문제가 없는 환자의 경우는 다음 절 스케일링 장을 참고한다.

치주질환의 경우에는 일반적으로 딥 스케일링이나 치주수술 또는 치주낭에 항생제 투여(치주낭 청소)를 할 필요가 있다. 여기서 말하는 치주낭 세척은 전문가가 환자의 치은에 있는 포켓을 세척하는 것이다. 일반적으로 딥 스케일링 후 치주낭 세척을 한다.

구체적인 방법으로 리스테린 가글(그림 5-5)을 가느다란 모양의 시린지에 넣고 노즐을 치주낭에 삽입하며, 노즐에서 리스테린 가글이 포켓 내에 번지도록 세정한다. 칫솔의 압력이 강하면 치은퇴축이 일어나며, 부착치은이 정상치에 미치지 못하는 경우에는 치주 전문의가 치은 그라프트 처치를 한다.

치주질환이 있는 환자의 경우 치석이 다량으로 침착되어 있으므로, 첫 번째 스케일링할 때 몇 번에 나누어 스케일링 할 것인지 환자에게 치료계획을 분명하게 제시한다.

한 번의 스케일링으로 치석이 완전히 제거되지 않을 경우에는 치열 전체를 대충 스케일링 하지 않도록 한다. 이것은 스케일링의 기본원칙이다. 그렇지 않으면 치은이 수축되어 다음 스케

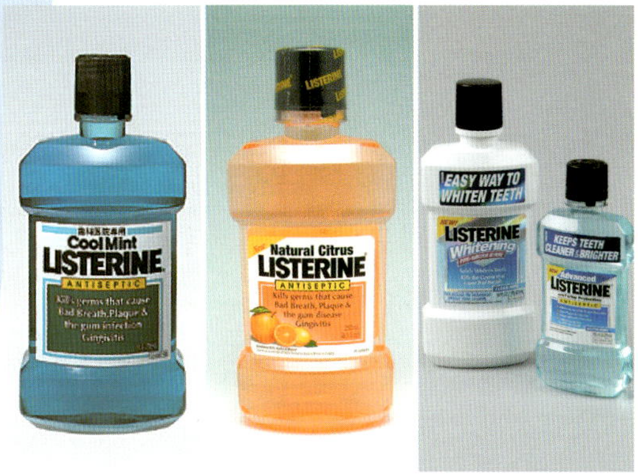

그림 5-5. 치주낭 세척용 리스테린과 미백용 리스테린. 세균에 대해 효과가 있는 약효 성분은 치모르멘솔, 사라치르산메텔, 시네오르이다.

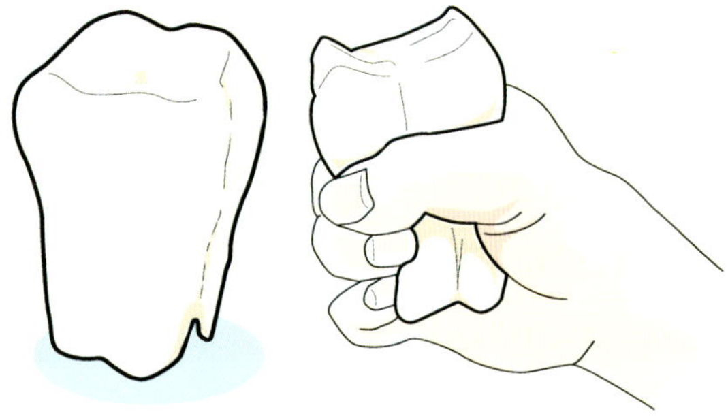

그림 5-6. 스퀴즈. 딥 스케일링을 한 후 손이 피로하기 때문에 손의 근육운동을 한다. 본 제품은 바깥쪽이 부드러운 고무로 안쪽은 스폰지로 되어있다. 꽉 쥐면 근육의 긴장이 풀어진다.

일링 때 스케일러 삽입이 어려우며 치은을 손상시킬 가능성이 높기 때문이다. 한 부위를 완전히 끝내고 나서 다음 부위의 스케일링을 한다.

또한 CTS(Carpal Tunnel Syndrome: 손목터널증후군)의 예방을 위해서도 다른 근육의 운동도 시킨다(그림 5-6). 딥 스케일링을 한 후 항생제를 치주낭에 주입시킬 필요가 있는 부위는 그 처치를 한다.

치주질환 치료를 마친 환자는 치주건강 평가를 한 후 구강위생 상태를 확인하고 미백을 한다. 이 닦는 방법만을 미리 환자에게 지도하는 일은 절대 하지 말아야 한다. 칫솔질을 하면 치은이 수축되고 스케일링 할 때 스케일러의 삽입이 어려워지기 때문이다.

치주질환 환자에게 스케일링을 했으면 반드시 구강위생 지도를 한다. 환자로부터 스케일링에 대한 이해를 구함과 동시에 구강위생의 향상에 대해서도 동기를 부여하는 일은 치과위생사로서의 가장 중요한 일이다.

4. 스케일링

치과의사의 검사 후 치주조직에 별 문제가 없는 환자라도 스케일링을 한다. 이 때 스케일링을 하기 전에 반드시 환자에게 가글로 입을 헹구도록 한다. 일반적으로 리콜로 스케일링을 정기적으로 하는 환자에게는 미백 전에 침착되어 있는 경도의 치석을 제거한다.

미백에서 스케일링은 중요한 역할을 한다. 스케일링 기술의 좋고 나쁨이나 지식의 차이에 따라서 그날 중 미백장치의 인상채득 여부가 결정된다.

1) 치면에 맞는 스케일러의 선택법

스케일러는 치은상태에 맞추어 적절하게 택한다(그림 5-7~13). 선택이 부적절하면 치은을 손상시키는 경우도 있으며 인상채득을 그날 중 못할 수도 있다. 예를 들어, 상·하악 전치부의 스케일링을 무딘 시클 스케일러로 하려고 하면 무리가 따른다. 치은을 손상시키지 않기 위해서는 예리한 시클 스트레이트 스케일러를 사용하는 것이 좋다(그림 5-14~21). 특히 착색이 치아의 인접면까지 들어가 있을 경우 무딘 시클 스케일러로는 착색제거가 어려울 수 있다. 가느다란 시클 스트레이트 스케일러는 곡선형 시클 스케일러에 비해 인접면의 도달이 더 용이하다.

또한 임플란트에 치석이 침착하는 경우도 있다. 최근에는 플라스틱제가 아닌 티타늄제의 스케일러가 시판되고 있으며, 임플란트 주위는 이와 같은 특수 제재의 스케일러를 활용하도록 한다(그림 5-22).

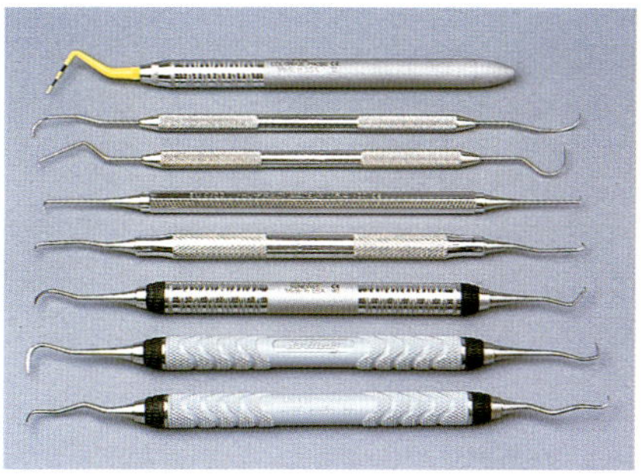

그림 5-7. 각종 프로피용 익스플로러 및 스케일러. 치은의 상태에 맞는 적절한 기구를 선택한다.

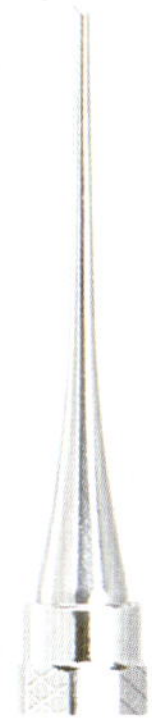

그림 5-8. 모스 스케일러(Hu-Friedy). 총생 부위의 치석과 착색을 제거하는 데 적합하다.

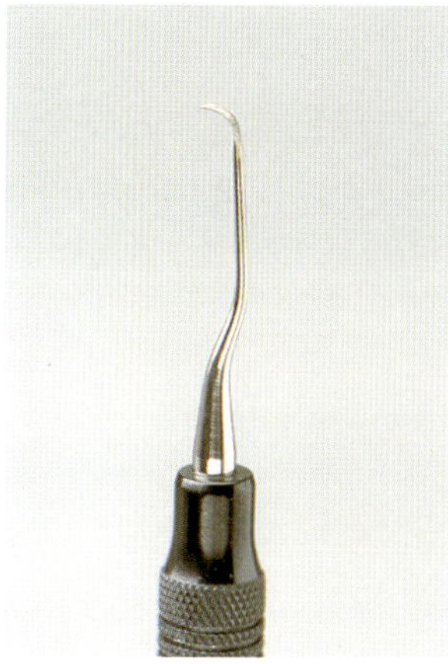

그림 5-9. 미니 화이브. 하악의 설측 부위나 하악 총생 부위의 경우 사용한다.

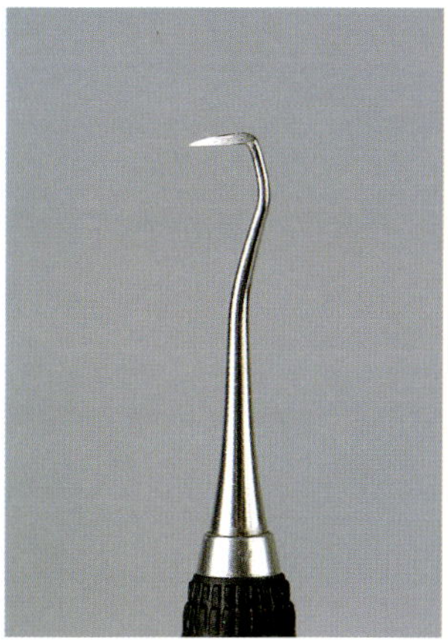

그림 5-10. 스트레이트 시클(Hu-Friedy SH5/337). 상악 전치의 순측에 있는 치석과 착색 제거에 적합하다.

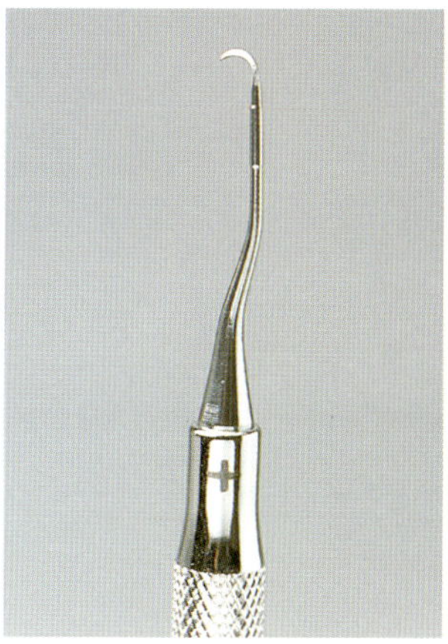

그림 5-11. 곡선형(Hu-Friedy). 총생 부위의 치석과 착색 제거에 적합하다.

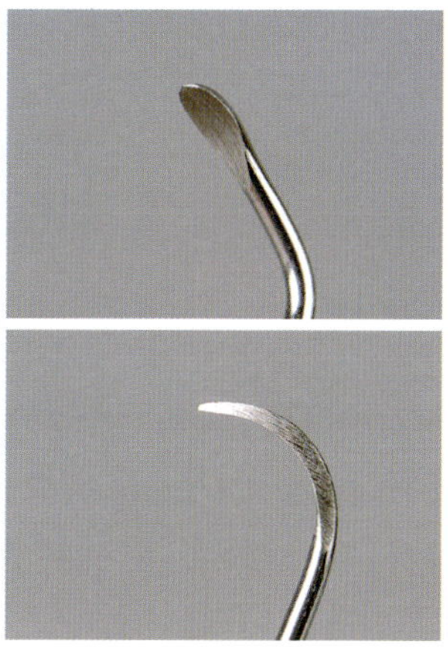

그림 5-12. SC5252(Hu-Friedy). 한쪽은 스푼모양, 다른 한쪽은 낫 모양으로 되어있다. 설측의 치석이나 착색을 단번에 제거하기 쉽다.

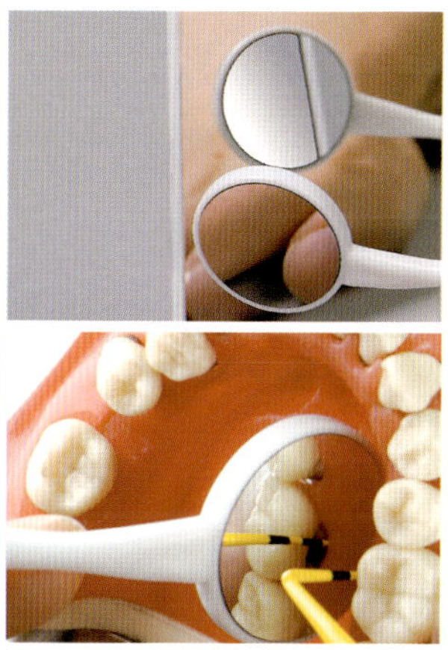

그림 5-13. 거울. 양면에 거울이 붙어있는 제품이다.

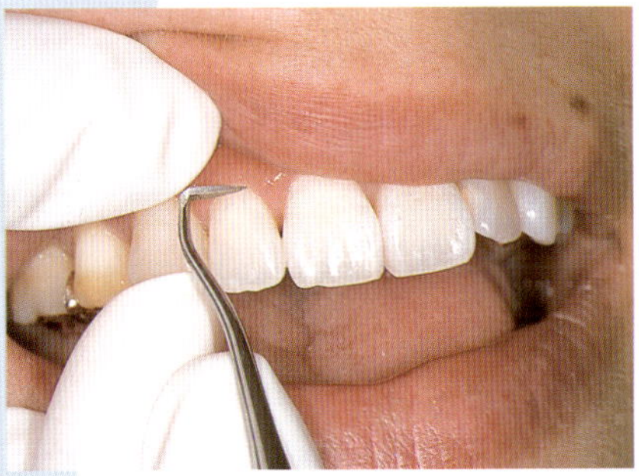

그림 5-14. 예리한 시클 스트레이트 스케일러로 스케일링한다. 윗입술은 손으로 커버한다.

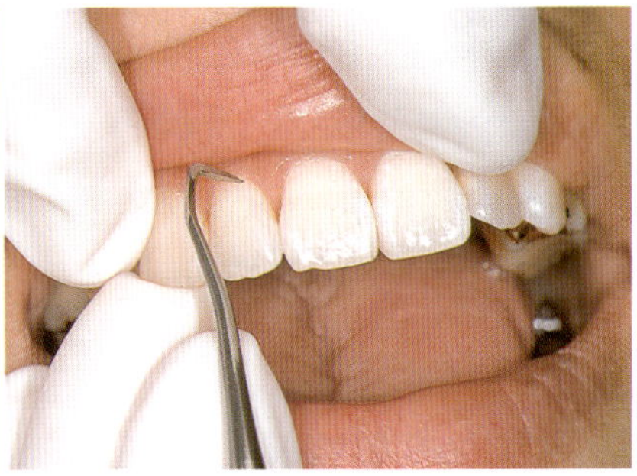

그림 5-15. 순측과 근심의 접촉점 쪽으로 진행한다.

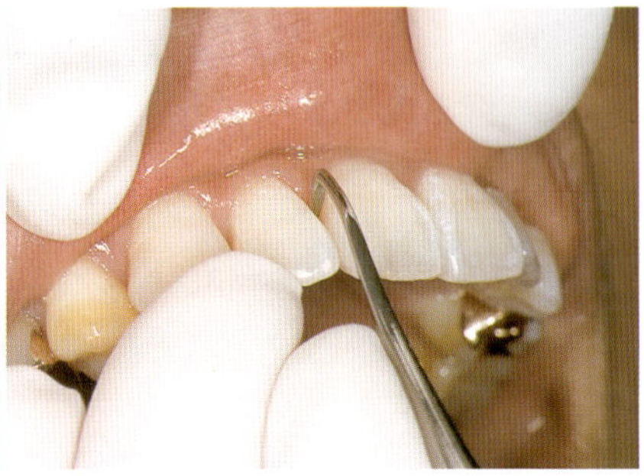

그림 5-16. 원심 인접면을 스케일링한다.

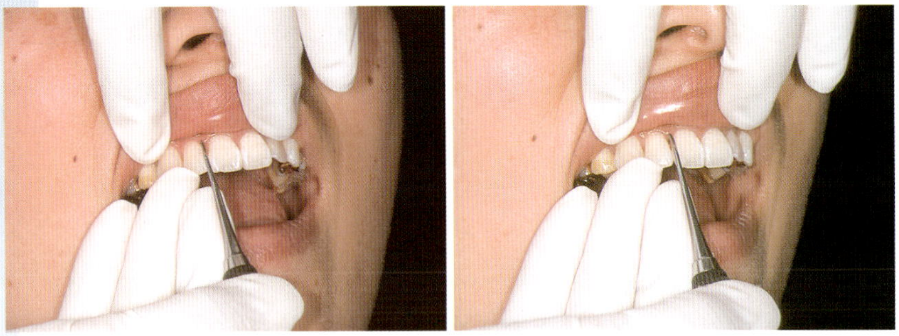

그림 5-17a, b. 고정점을 잡는 법. 일반적으로 침착물이 적을 때는 가볍게 치아에 고정을 하면 된다. 그러나 침착물이 강하게 침착되어 있을 때는 치아의 고정으로 힘을 쓰기 좋게 한다.

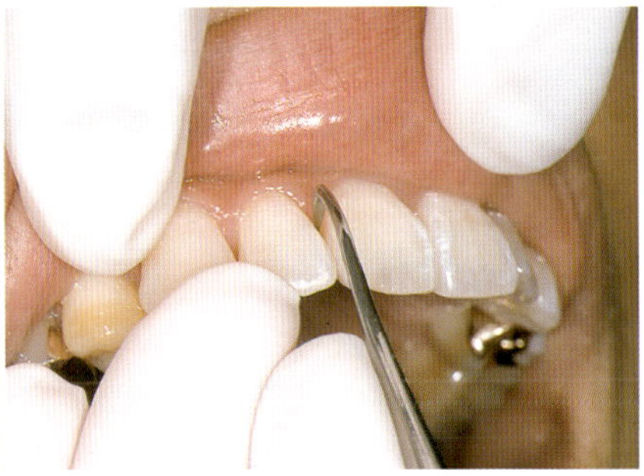

그림 5-18. 전치부 치간유두부 부근의 착색 제거. 치은 부근이므로 제거하기 힘든 부위이다. 스케일러의 축이 치축에 평행하게 댄다.

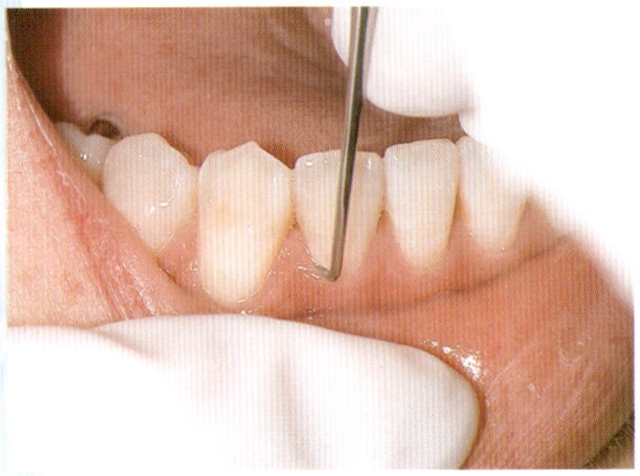

그림 5-19. 하악의 치간유두부도 상악처럼 진행한다.

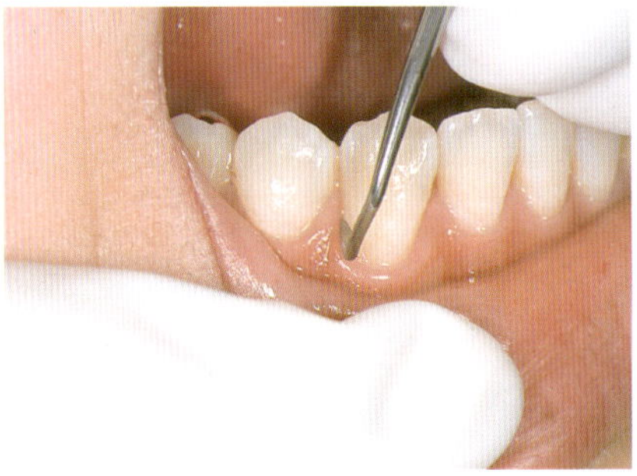

그림 5-20. 아랫입술을 손으로 보호한다.

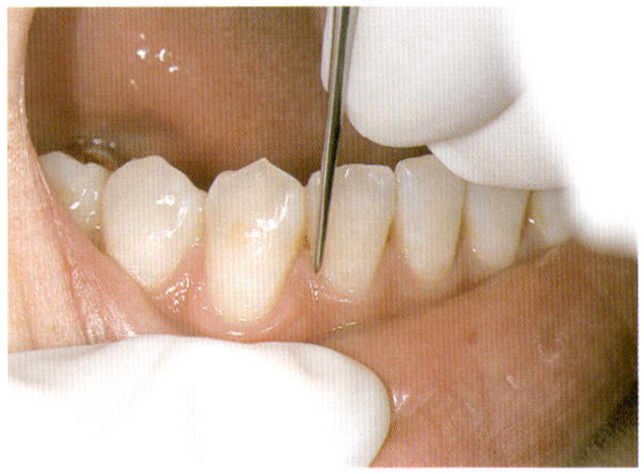

그림 5-21. 스케일러의 축이 치축에 평행하게 댄다.

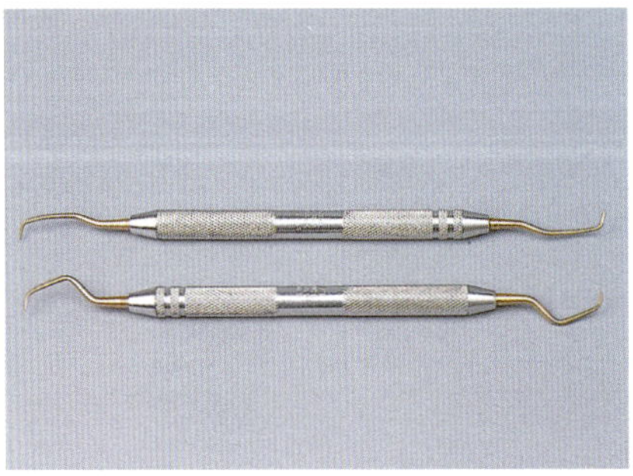

그림 5-22. 티타늄 임플란트용 스케일러. 스케일러의 양끝에 티타늄 도금이 되어있다. 티타늄 임플란트와 같은 재질이므로 임플란트 주위의 스케일링에 적합하다.

5. 초음파 스케일링

초음파 스케일러는 중등도 또는 다량으로 침착되어 있는 치석이나 착색을 제거하는 데 매우 편리하며, 효율적이고 효과적으로 일을 하는 데 도와주는 기기이다(그림 5-23, 24).

(1) 초음파 스케일러 팁의 선택법

일본에서 판매되고 있는 초음파 스케일러는 종류가 많으며, 환자의 구강내의 상태에 따라 선택한다.

소량에서 중등도의 외인성 착색의 경우 치면에 대한 영향을 고려하여 작고 단면이 원모양의 팁이 적합하다. 또한 다량의 착색이나 치석 또는 단단한 치석의 제거가 필요할 때에는 굵고 단면이 사각형인 팁을 선택한다(그림 5-25~27).

(2) 전압 선택

처음에는 낮은 전압을 설정하고, 조금씩 환자의 민감도나 착색, 치석의 양에 맞추어 전압을 높여간다. 수량은 기본적으로 물이 안개 정도가 되도록 설정한다.

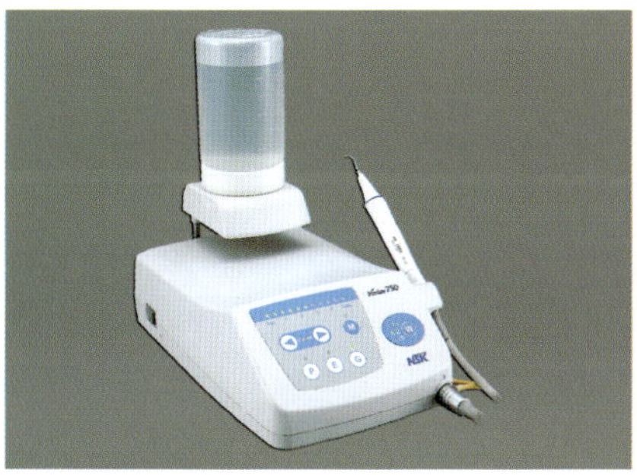

그림 5-23. 초음파 스케일러 장치. Varios 750(나까니시).

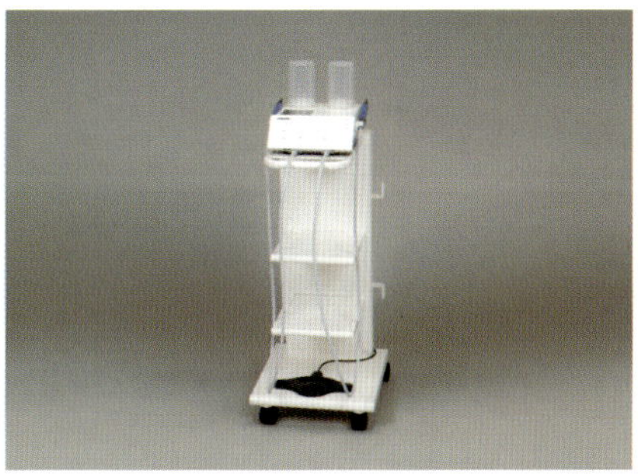

그림 5-24. 초음파 스케일러 장치. 피어슨마스타 600(Shofu).

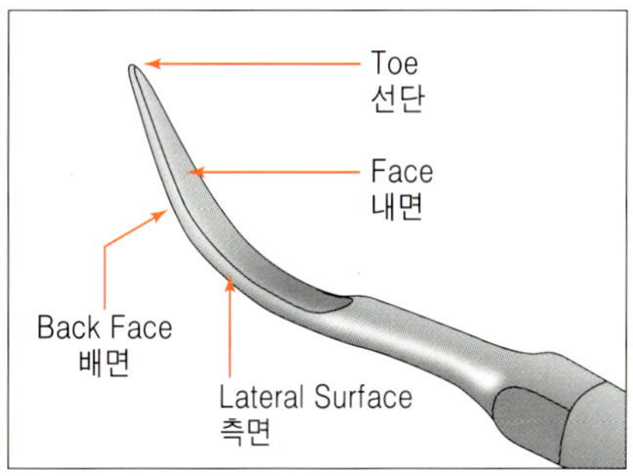

그림 5-25. 팁 각부위의 명칭.

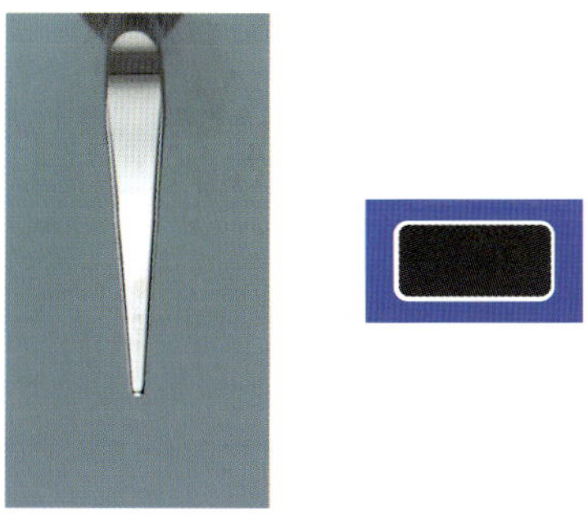

그림 5-26. 팁의 종류와 단면의 모양(사각형).

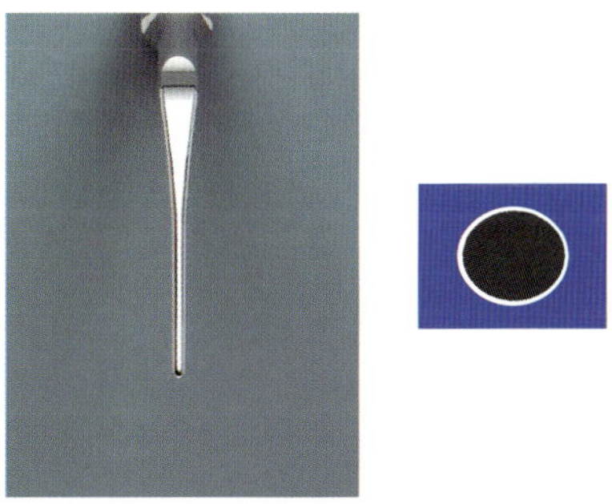

그림 5-27. 팁의 종류와 단면의 모양(원형).

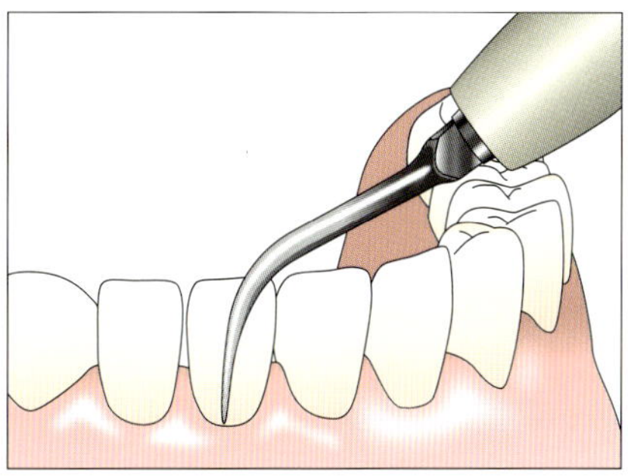

그림 5-28. 팁의 위치.

(3) 물의 온도

병모양의 초음파 스케일러는 겨울 등 수돗물의 온도가 내려갈 시기에는 병에 물을 넣어 금방 사용하지 않고 잠시 실온에 놓아두었다가 사용하는 등 배려가 필요하다.

(4) 팁의 위치

지각 과민을 일으키지 않기 위해서는 사용하는 팁의 부위와 치면에 대는 방법도 중요하다(그림 5-28).

팁의 부위에 따라 발생하는 에너지가 다르기 때문에 어느 부위를 댈 것인가에 따라 치아에 전해지는 진동이 달라진다. 치면에 대한 영향을 적게 하기 위해서는 가능한 한 팁의 측면을 사용하는 것이 바람직하다. 팁의 끝은 에너지가 가장 강하므로 치면에 직각으로 대는 것은 좋지 않다.

(5) 스트로크

초음파 스케일러의 팁은 치아의 같은 부위에 고정되는 것이 아니고 언제나 움직여야 한다.

6. 치면 청소기

착색이 많을 경우 수동 스케일러나 초음파 스케일러로 외인성 착색을 제거하려고 하면 술자의 피로가 커지고, 치료 시간도 길어지며, 환자의 부담도 늘어 진료에 영향을 준다. 다량의 외인성 착색, 특히 담배의 니코틴으로 인한 착색 제거를 위해서는 치면 청소기(에어폴리셔)를 쓰는 것이 효율적이면서 효과적이다.

치면 청소기는 압축 공기로 중탄산 나트륨을 치면에 분사함으로써 치면의 외인성 착색을 제거한다.

금기증은 호흡기의 질환이나 주치의로부터 염분섭취를 제한 받고 있는 질환을 가진 환자, 감염성 질환 보유 환자, 보철물, 치근면, 치은염증 등이다.

분사력이 강하기 따라서 끝의 노즐을 치은에 직접 향하게 하면 다칠 가능성이 있으므로 주의한다. 또한 같은 이유로 구강 연조직에 대지 않도록 한다. 조작시 노즐은 치면으로 4~5mm 거리에서 분사한다. 그 때 치면의 동일 부위에 분사하는 시간을 5초 이내가 되도록 한다. 노즐 끝에서 분사되는 가루가 환

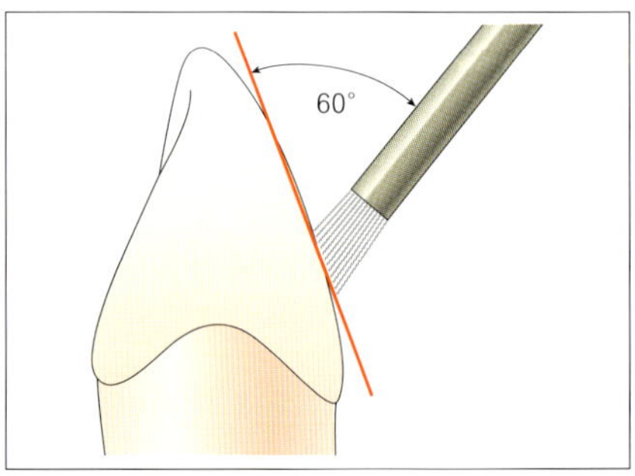

그림 5-29. 치면청소시 노즐의 각도(전치부의 경우).

자의 구강 내에 날라 흩어지는 염려가 있으므로 석션을 적절히 조작할 필요가 있다. 구강 내에 가제나 코튼롤을 이용하여 환자가 연조직에 위화감을 느끼지 않도록 연구하는 것도 좋다. 입술에는 환자의 알레르기를 조사한 후 와세린 같은 것을 도포하고, 또 환자가 콘텍트렌즈를 끼고 있는 경우 제거하도록 하며, 눈을 보호하기 위해서 보안경을 착용하도록 한다. 가루가 얼굴에도 튈 염려가 있으므로 환자에게 설명 후 수건 같은 것을 덮도록 한다.

7. 폴리싱과 치실의 사용

착색은 수동 스케일러나 초음파 스케일러로 될 수 있을 때까지 제거할 필요가 있다. 착색이 강한 경우에는 필요하면 폴리싱을 한다. 이 때 사용하는 연마제는 가능한 한 미세하고 불소가 들어간 것을 사용한다(그림 5-30~32).

순측면에는 솔모양의 프로피를 쓰는 것이 아니고, 러버컵을 이용하도록 신경 쓴다(그림 5-33~35). 폴리싱 할 때 프로피 핸드피스를 치면에 대는 각도에 주의가 필요하다. 원칙적으로 상 · 하악 모두 치면을 분할하고 치경부에서 절단쪽을 향해서 컵을 움직인다(그림 5-36~39).

절단에서 치경부 쪽을 향해서 하면 폴리싱의 연마제가 치은구나 포켓안에 들어가기 쉬우며, 치은을 자극할 수 있다. 연마제가 포켓 안에 남아있어 치은에 염증을 일으키기 때문이다.

폴리싱한 후 포켓 안에 연마제가 남아있는지 여부를 익스플로러로 체크한다. 남아있으면 제거한다. 익스플로러를 가볍게 잡고 부드럽게 포켓내의 연마제를 제거한다. 이 때 익스플로러 조작력의 가감을 잘못하면 치은에 자극을 주어 출혈이 유발될 수 있으므로 주의가 필요하다. 또한 포켓 바닥은 매우 민감하므로 익스플로러를 바르게 다루지 않으면 환자에게 통증을 주게 된다.

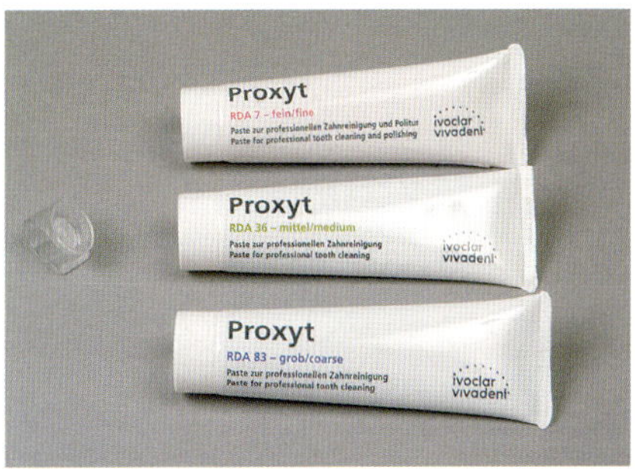

그림 5-30. 미세입자 형의 불소함유 연마제(Ivoclar Vivadent: 백수무역). 미세하지 않으면 필요 이상 치질을 연마하거나 수복물을 상하게 한다. 불소를 사용함으로써 폴리싱 후 치질의 조기 개선을 기대한다. 핑크 RDA7. 화인 그린 RDA36. 미디움 블루 RDA83코스.

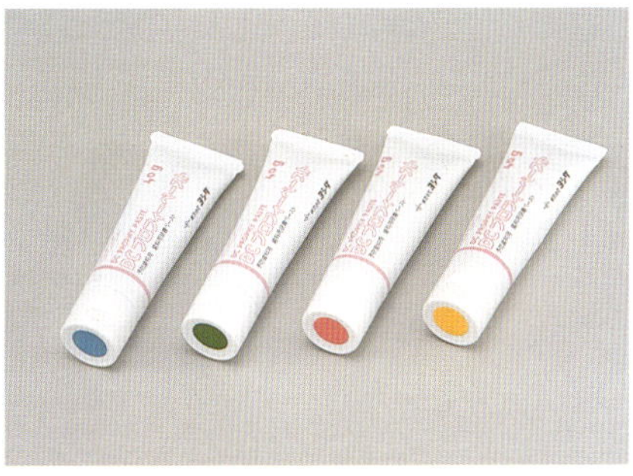

그림 5-31. 여러가지 연마제(요시다). 연마제의 입자에는 몇 가지 종류가 있다. 블루 RDA250 엑스트라 코스, 그린 RDA170 코스, 핑크 RDA120 미디움, 이에로 RDA40 화인.

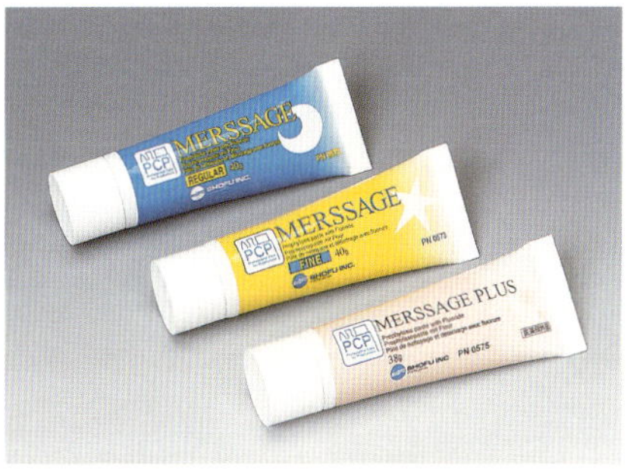

그림 5-32. 여러 가지 연마제(Shofu).

치실의 사용은 치실을 치아와 치아 사이에 미끄러지게 하며 근원심의 주위를 감싸듯이 한다(그림 5-40). 치실을 직선으로 들고 세게 밀어 넣는 일은 절대 안 된다. 치실을 직선으로 넣는 경우에는 잔사를 그대로 남겨두게 되므로 치실의 본래의 역할을 못하는 것이다. 또 미백효과가 있는 치실(그림 2-6)도 판매되고 있다.

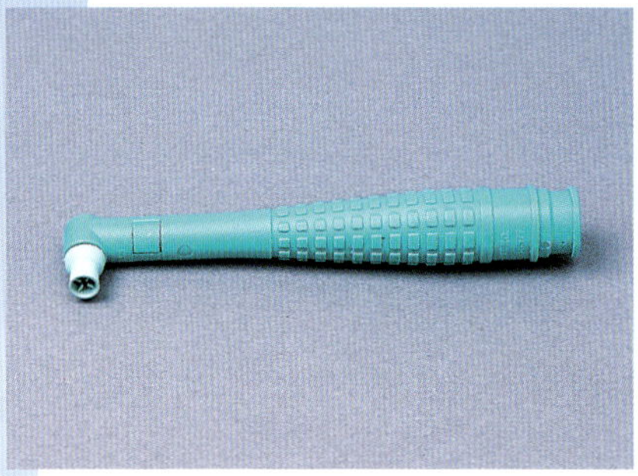

그림 5-33. 프로피컵. 핸들까지 한 세트. 감염 보호를 위해 전체가 일회용이다.

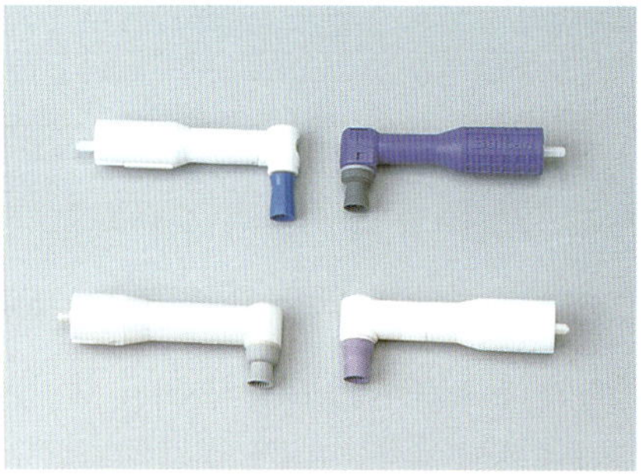

그림 5-34. 프로피컵. 왼쪽 위: 가늘고 긴 것. 오른쪽 위: 큰 모양의 것. 왼쪽 아래: 큰 모양으로 길이가 짧은 것. 오른쪽 아래: 직선형.

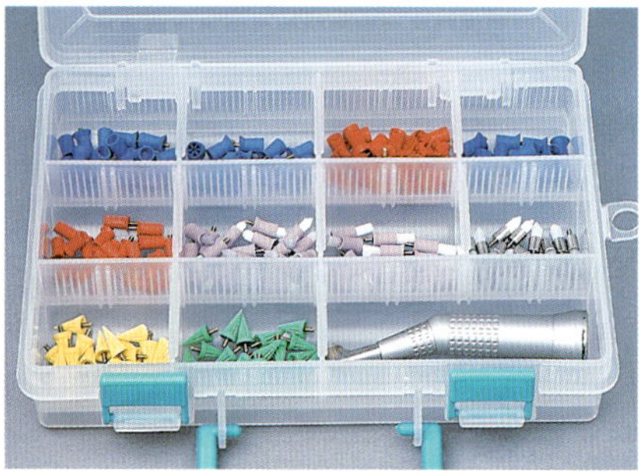

그림 5-35. 각종 프로피컵.

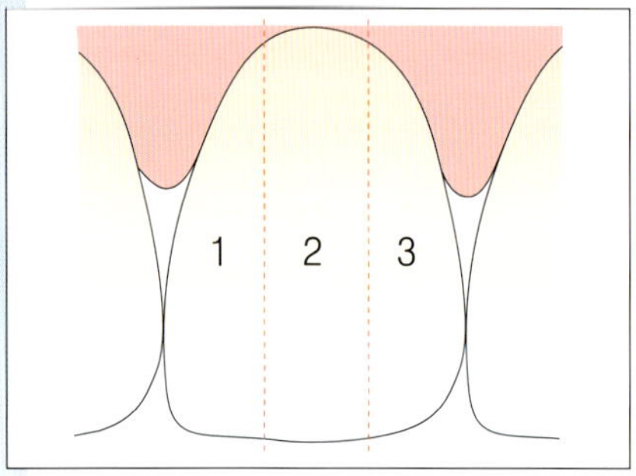

그림 5-36. 러버컵을 대는 법과 순서. 3분할하여 치관 전체를 폴리싱한다. (1) 치은 가장자리에서 절단 쪽으로 움직인다. (2) 거꾸로, 치은 가장자리 쪽으로 가면 안 된다. 치은 가장자리 밑에 연마제가 남으면 치은염의 원인이 되므로 주의한다. (3) 한 곳에 머물지 말고 순차적으로 치면을 이동하면서 연마한다.

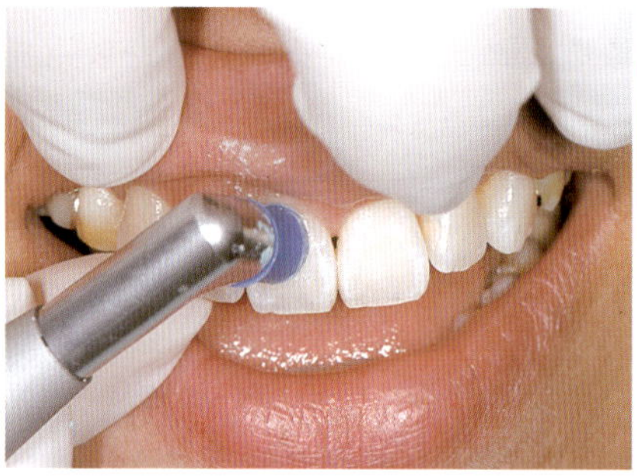

그림 5-37. 폴리싱. 그림 5-29의 좋은 순서로 폴리싱한다. 레진 등 수복재에는 가는 연마제를 써서 폴리싱한다. 메탈크라운은 폴리싱하면 안 된다. 착색이 많을 경우에는 무리하게 폴리싱으로 모두 제거하려 하지 말고 우선 스케일러로 제거하도록 한다.

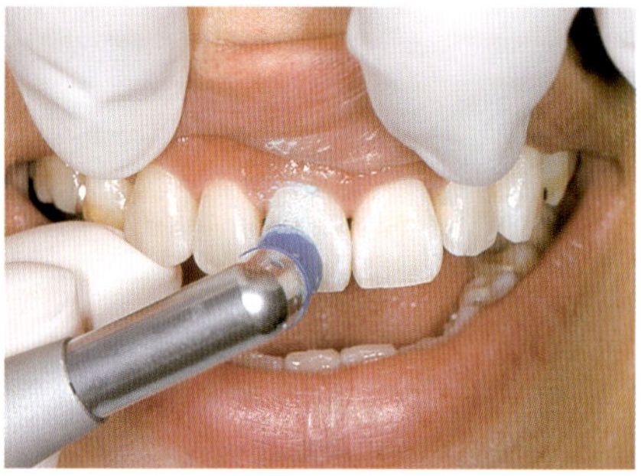

그림 5-38. 절단 쪽으로 이동하는 과정.

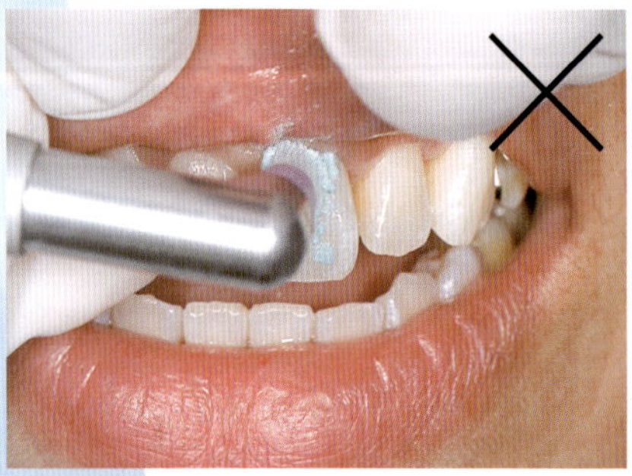

그림 5-39. 솔은 사용하지 않는다. 털끝이 치은을 상하게 하는 원인이 된다.

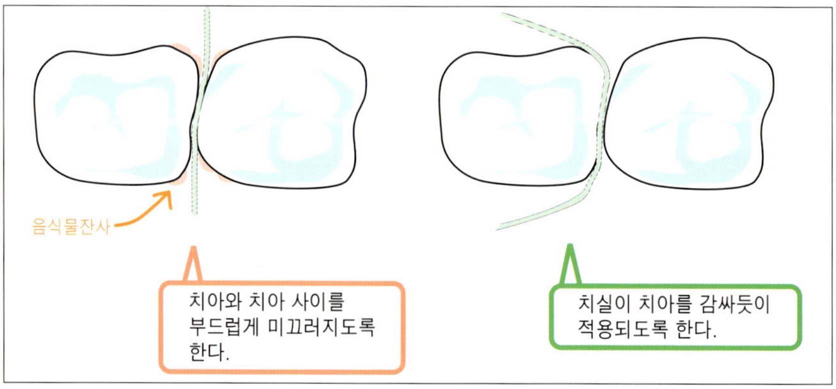

그림 5-40. 치실의 사용법. 인접면의 연마는 치실을 치아의 형태에 맞추어 감듯이 한다.

8. 미백전 처치로서의 세척

(1) 소량의 착색이 있는 경우

수동 스케일러나 초음파 스케일러 중 필요한 기구를 선택하여 스케일링을 한 후 선택적 폴리싱을 한다(불소함유 연마제를 사용).

(2) 중등도의 착색이 있는 경우

수동 스케일러 도는 초음파 스케일러의 가는 팁을 선택하고, 팁의 측면을 이용하여 외인성 착색을 제거한다. 초음파 스케일러는 항상 팁을 움직이면서 스트로크를 주고 그 후 수동 스케일러를 사용하여 제거 안 되는 부위를 보완하며 선택적 폴리싱을 한다.

(3) 다량의 착색이 있는 경우

코튼롤을 순쪽에 삽입하고 치면 청소기(에어폴리셔)를 사용한다. 노즐로부터 분사되는 잉여 분말을 고속 석션기로 흡입할 때는 석션팁의 각도에도 신경 쓰도록 한다.

치면 청소 후에도 구강 내에 남아있는 착색을 초음파 스케일러나 수동 스케일러로 제거한다. 이 때 인접면에 에어폴리셔에서 이용한 분말이 남아있지 않는지 주의해야 한다. 다량의 외인성 착색이 침착되어 있을 때는 치석도 단단하게 침착되어 있는 경우가 많으므로 초음파 스케일러를 치면 청소기 다음에 쓰는 것이 효율적이다. 특히 담배 니코틴 착색이 있는 환자는 착색제거가 어려우며 시간이 걸린다. 한편, 환자는 치과위생사에게 치면에 붙어있는 모든 니코틴을 제거해 줄 것을 바라고 있어 치과위생사로서는 하기 힘든 케이스이다.

이런 경우의 대처방법으로 니코틴 제거를 시작하기 전에 한번으로는 이렇게 다량으로 침착된 담배 니코틴을 제거할 수 없음을 환자에게 전하고 몇 회에 나누어 제거한다는 것, 리콜 때 꼭 오지 않으면 똑같이 니코틴 착색이 되고 만다는 것을 이해시킨다.

치면 청소기는 손잡이에 분말을 넣는 형도 있으므로 확실히 고정되도록 신경 써야 한다. 여성에게는 무거울지 모르겠지만 사용할 때에는 고정하는 포인트에 손을 댐으로써 장시간의 작업도 쉬워진다.

9. 구강위생 지도

구강위생 지도에 관해서는 치은상태를 재확인하고 조금이라도 염증이 있을 경우에는 그 원인을 환자와의 대화나 환자의 일상 구강위생 습관 등으로부터 판단할 필요가 있다. 이 때 확인할 사항은 양치법, 치간칫솔, 치실, 슈퍼 프로스, 가글, 치약 등의 종류와 사용 방법이다.

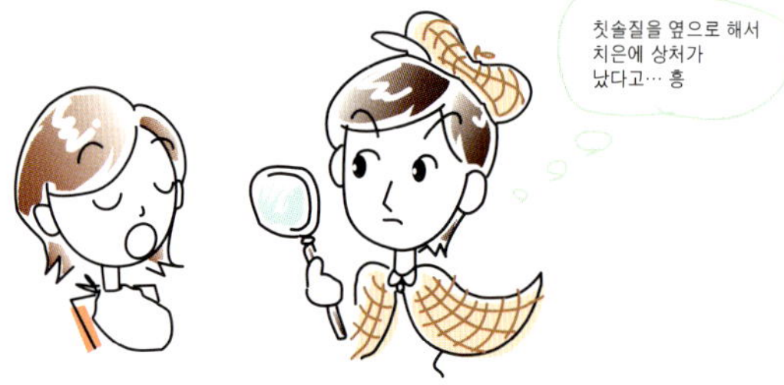

예를 들면, 결손이 있는 치아나 치은에 열구나 찰과상이 있으면 환자가 사용하는 칫솔의 경도를 체크하고, 환자가 칫솔을 치은에 대는 방법, 칫솔 압력의 강도, 치약의 양을 체크한다.

환자가 어떻게 하여 치은을 손상시켰는지 밝히고 양치하는 방법을 개선토록 환자 개인에 맞추어 지도한다. 치실이나 칫솔로 인한 상처가 있으면 미백할 때 위화감을 느낄 수 있고, 치실이나 칫솔의 바른 사용법을 터득하도록 한다.

뼈의 흡수가 있고, 인접치와 공간이 있는 치열은 칫솔이나 치실로 닦는 것만으로 부족할 수도 있어 치간칫솔의 병용을 권한다. 여러 제조회사에서 치간칫솔을 판매하고 있으며, 크기도 SSS, SS, S, M, L, LL 등이 있다. 같은 규격 표시라도 각 회사마다 약간씩 크기가 다르다. 각 제조회사의 특징을 알고 환자의 치간 간격의 크기에 맞는 것을 선택한다. 이 때 가볍게 치간에 삽입할 수 있는가도 선택의 기준이 된다.

또한 줄은 나일론 코팅된 것이 치근에 줄이 닿아도 상처가 잘 나지 않으므로 추천된다. 또한 많이 써서 식모부의 털이 기능을 할 수 없는 상태의 치간칫솔을 가끔 보게 되는데, 치간칫솔의 교환 시기도 치과위생사가 지도해야 할 사항이다(그림 5-41). 또한 노출된 치근면은 치관부와 색이 다르므로, 치아가 누렇게 된 줄 생각하고 힘껏 양치하는 환자도 있다. 상아질 지각과민증

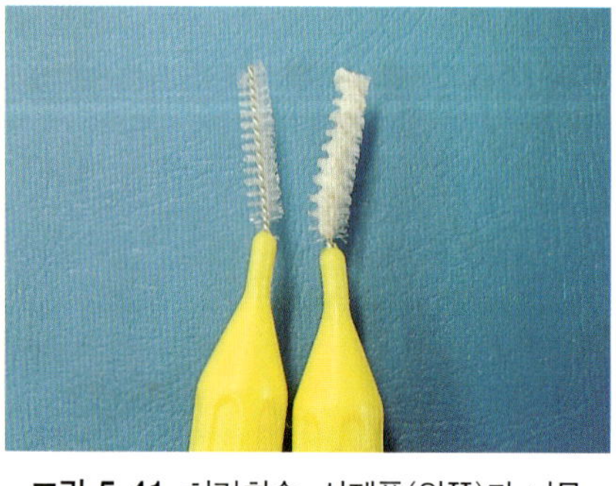

그림 5-41. 치간칫솔. 신제품(왼쪽)과 너무 많이 닳아서 식모부가 기능을 못하는 것(오른쪽).

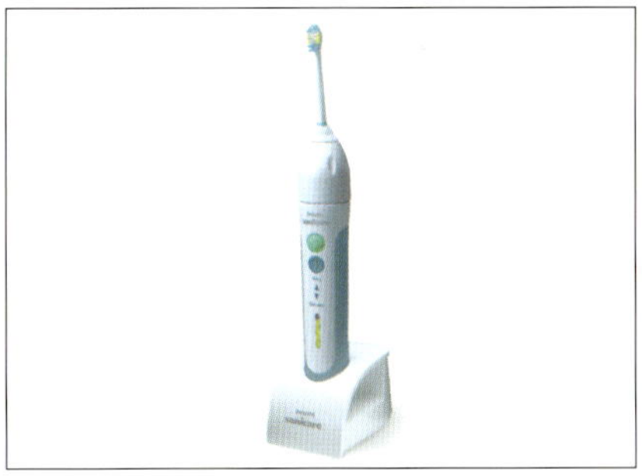

그림 5-42. 소니케어(필립스). 치아착색을 막는 데는 전동 칫솔을 권한다.

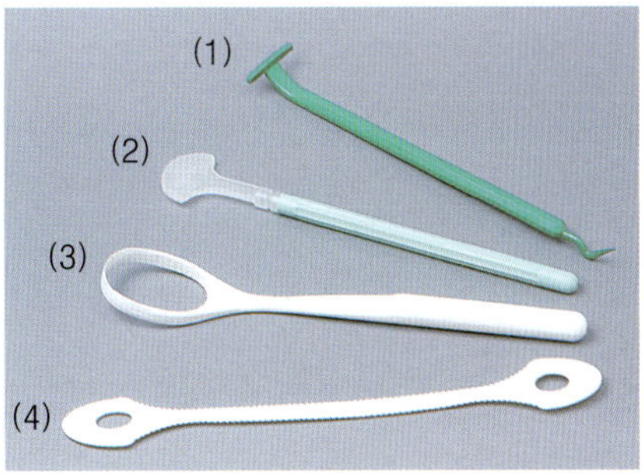

그림 5-43. 각종 혀솔. (1) 스크레이퍼(Oral care). (2) MS 텅 크리너(모리다). (3) 우린트 크리너(Oral care). (4) 텅 크리너(Discus Dental).

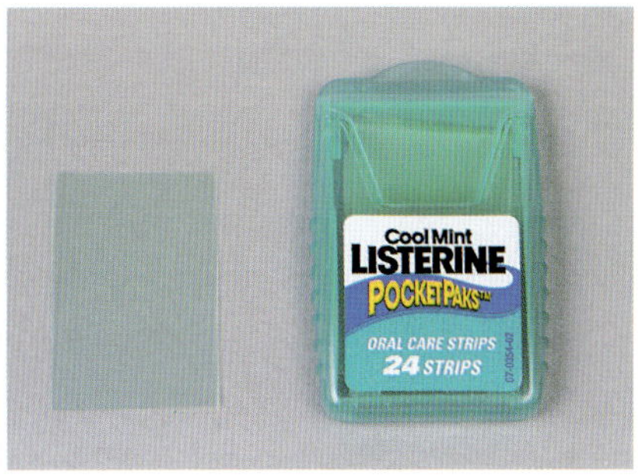

그림 5-44. 리스테린 스트립스. 2cm 정도의 얇은 씨트로 되어있다. 혀 위에 놓고 입을 닫으면 녹는다. 구취 예방과 구강내의 세균을 감소시킨다.

의 원인이 되므로, 이러한 환자에게는 치아구조의 그림 또는 모형을 사용하여 설명해 줄 필요가 있다.

환자에게 치태 염색제를 써서 러버컵으로 치태를 제거해 버리는 것은 별로 좋지 않다. 염색된 치태는 환자 자신이 제거할 수 있도록 지도하는 것이 치과위생사의 할 일이다.

또한 환자에게 치아의 착색을 피하도록 조언한다. 콜라 등 탄산음료를 마실 때는 스트로우를 사용하고, 탄산음료가 직접 치아에 접촉하지 않도록 하며 가능한 한 착색을 방지하도록 한다. 또한 착색의 원인이 되는 음식물을 섭취했으면 물을 마시거나 입안을 헹구도록 한다.

칫솔도 착색이 제거되는 형의 전동칫솔(그림 5-42)의 사용이나 미백 후 치아의 착색을 방지하는 미백용 치약(그림 2-1, 2 참조)을 사용하도록 권한다.

구강위생 상태를 전반적으로 향상시킨다는 의미에서 구취 원인의 하나라고 하는 혀에 모인 박테리아 등도 혀솔(그림 5-43)로 닦도록 지도한다. 가글인 리스테린이나 리스테린 스트립스(그림 5-44) 등도 입안을 산뜻하게 하는 데 도움이 된다.

제6장

치과의사의 진단 후 치과위생사가 할 미백순서 2

1. 미백장치 제작을 위한 인상채득

자가미백용 장치제작을 위한 인상채득은 일반적인 스터디 모델과 같을 필요는 없다(그림 6-1). 치열의 형태와 치경부까지 제대로 채득되는 것이 중요하며, 볼, 상순, 하순 소대구개를 정확하게 채득할 필요가 있다.

1) 구강내의 체크

환자가 인상채득에 익숙하지 않아 보이면 사전에 인상채득의 감촉, 경화, 인상 중의 주의사항을 설명할 필요가 있다.

2) 구강내 청소

세척 직후의 자가미백용 인상채득이면 구강내의 청소는 필요 없다. 세척하고 수일 후 내원하는 환자는 구강 내와 인접부의 음식물 잔사를 제거할 필요가 있다.

3) 임시치료의 필요성

우식, 중도의 설상 결손으로 치질의 결손이 있을 경우 임시치료를 하지 않으면 인상채득 때 치아의 결손부에 알지네이트 인상재가 들어가 정확한 인상채득이 안 된다. 따라서 인상채득 전 임시치료가 필요하다.

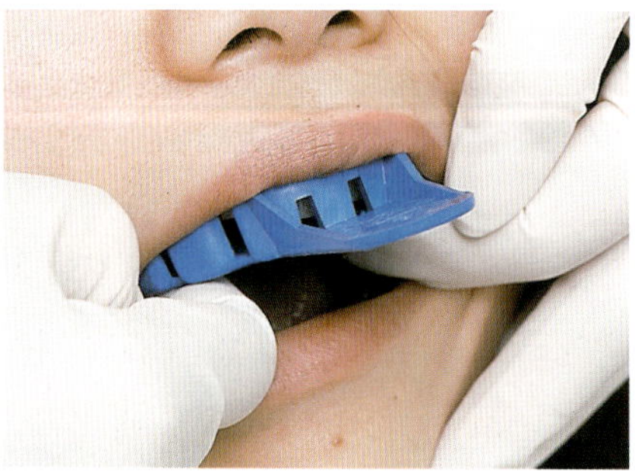

그림 6-1. 미백장치 제작을 위한 인상채득. 상악의 인상채득. 인상이 경화할 때까지 구치부까지 꽉 누른다.

4) 포지션(자세)

인상채득은 환자의 부담을 생각해서 구토 반사가 일어나지 않도록 환자가 서 있는 자세에서 하도록 한다.

5) 환자에게 적합한 전악 트레이의 선택

상하악과 함께 최후방 구치까지 인상채득이 필요하기 때문에 트레이를 맞추어볼 때 최후방 구치까지 인상이 되는지, 또 볼쪽이 장치에 닿지 않는지 확인할 필요가 있다(그림 6-1).

6) 트레이 선택의 배려

트레이가 너무 크면 환자가 구토 반사를 일으킬 가능성이 있으므로 조심해야 한다. 구토 반사가 있는 환자는 상악에도 하악의 트레이를 쓰는 등 배려하여 환자의 부담을 줄인다.

7) 하악의 인상채득

술자는 서서 덴탈 체어를 조금 높이고 옆쪽의 앞 편의 위치에서 인상채득을 한다. 이 때 알지네이트 인상재와 물의 혼합은 알지네이트 인상재의 제조회사 지시에 따른다. 이것은 환자의 부담을 조금이라도 덜기 위해서다. 하악의 인상채득에서 중요한 것은 치경부의 라인을 정확하게 채득하고 치관부에 기포가 들어가지 않도록 하는 것이다.

알지네이트 인상채득에서 트레이를 구강 내에 삽입할 때 술자의 집게손가락으로 볼점막을 밀어내고 트레이를 조금 높여서 삽입하도록 한다.

8) 상악의 인상채득

덴탈 체어를 반쯤 높이고 술자는 선자세로 옆쪽의 뒤쪽에 선다. 하악 때와 같이 볼 점막을 밀어내고 트레이를 조금 높여서 구강 내에 삽입한다.

2. 감염 예방

미국에서는 대부분의 치과에서 일회용 트레이를 사용하고 있으나, 멸균이 되는 트레이라면 환자가 감염의 위험에 처하는 일은 없다. 알지네이트 인상채득 후의 감염에 관해서는 흐르는 수돗물로 인상재에 부착한 세균과 타액 등을 씻어내고 소독약(그림 6-2)을 뿌린다.

또한 환자의 타액이나 혈액 등에 접촉할 가능성이 있으면 감염 예방 대책으로 일회용 장갑이나 마스크, 얼굴가리개 등을 착용한다(그림 6-3~13).

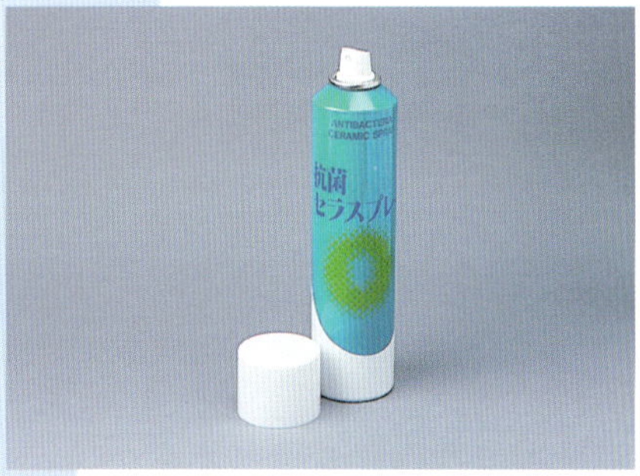

그림 6-2. 소독용 스프레이(일본 스코라). 인상채득 후 감염 예방으로 소독용 스프레이를 분무한다.

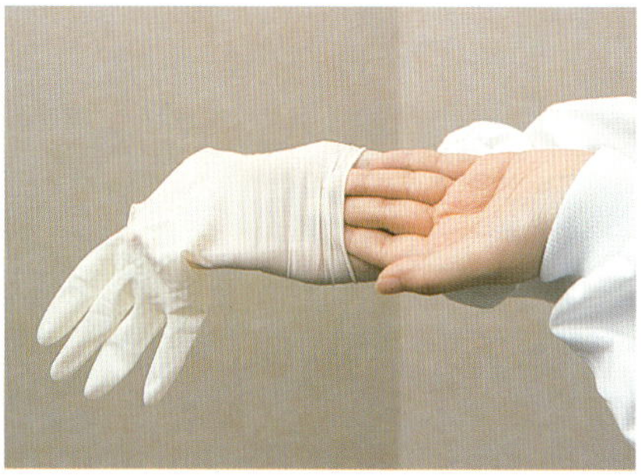

그림 6-3. 일회용 장갑의 착탈법. 끼는 법: 왼쪽 손에 장갑을 덮고 바깥쪽에 손대지 않고 왼손 장갑 안으로 오른손 손가락을 넣는다.

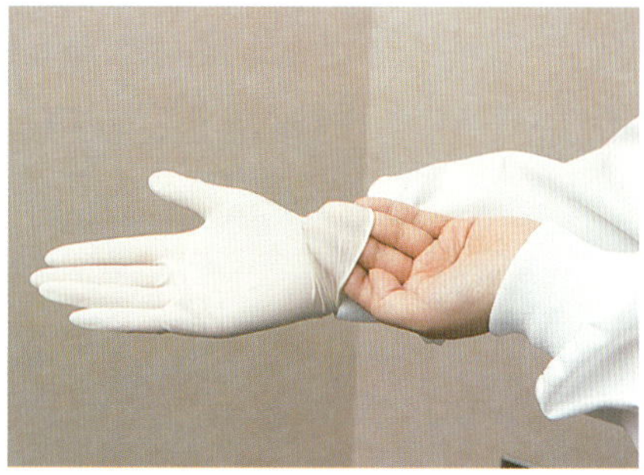

그림 6-4. 장갑을 그대로 잡아당긴다.

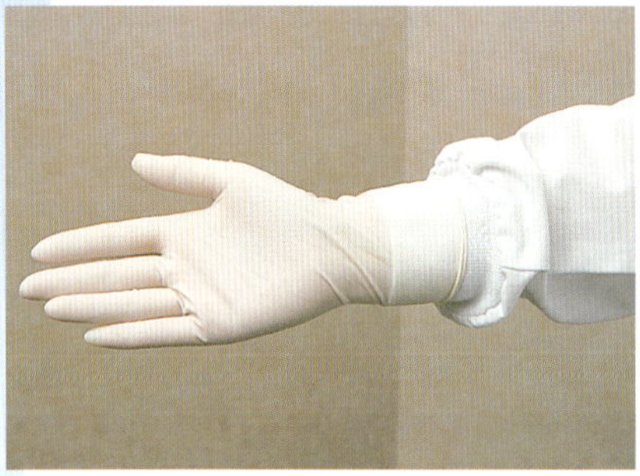

그림 6-5. 장갑을 제복의 소매 위를 덮듯이 하여 완성한다. 왼쪽도 같은 방법이다.

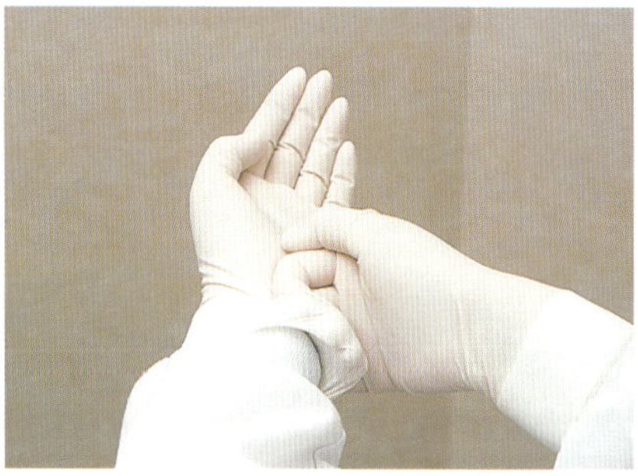

그림 6-6. 일회용 장갑의 착탈법. 벗는 법: 오른손으로 장갑 손목부분을 밖에서 손가락 방향으로 당긴다.

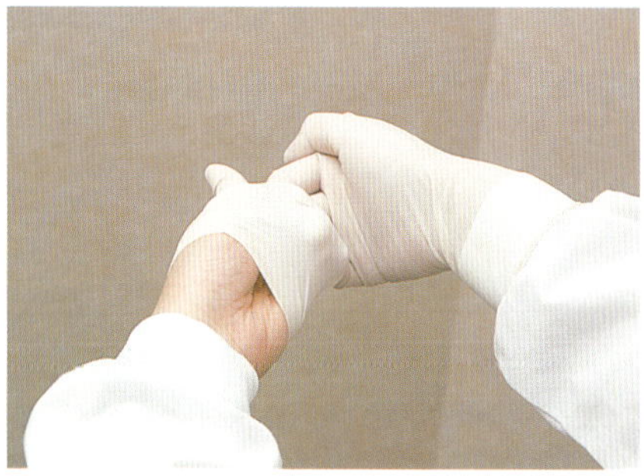

그림 6-7. 오염부분을 말듯이 하면서 왼손을 뺀다.

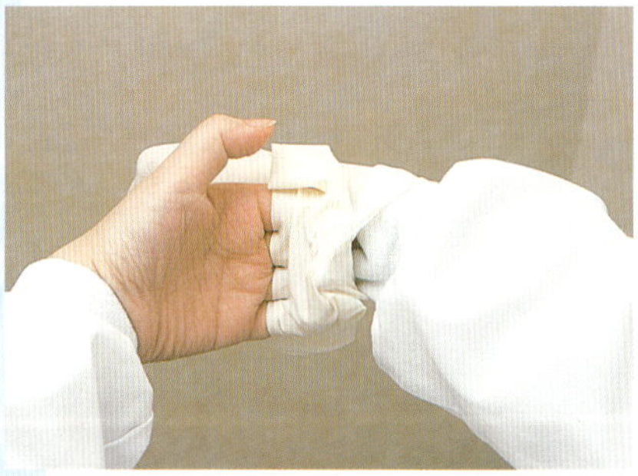

그림 6-8. 그대로 왼손으로 오른손의 장갑을 말듯이 뺀다. 이 때 맨손 부분이 장갑의 오염부분에 닿지 않도록 한다.

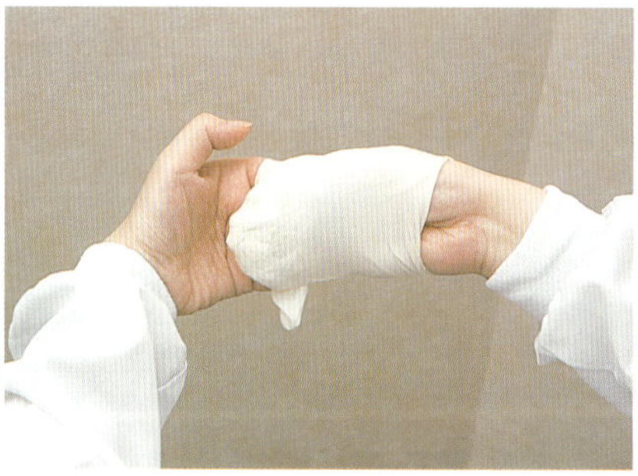

그림 6-9. 장갑을 벗으면서 오염부분을 안쪽에 감싼다.

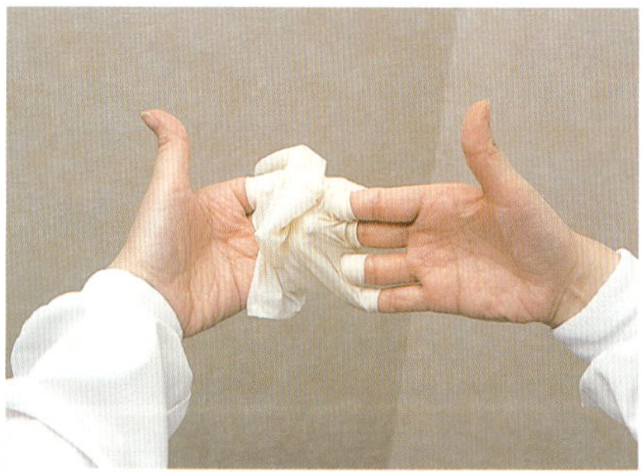

그림 6-10. 장갑의 감싼 상태가 완료된 것.

3. 작업모형의 제작과 주의사항

인상은 변형이 안 되도록 가급적 빨리 석고를 넣을 필요가 있다. 석고를 인상에 넣을 때는 기포가 생기지 않도록 세심한 주의를 한다. 작업모형처럼 모형 기저부를 많이 만들 필요가 없기

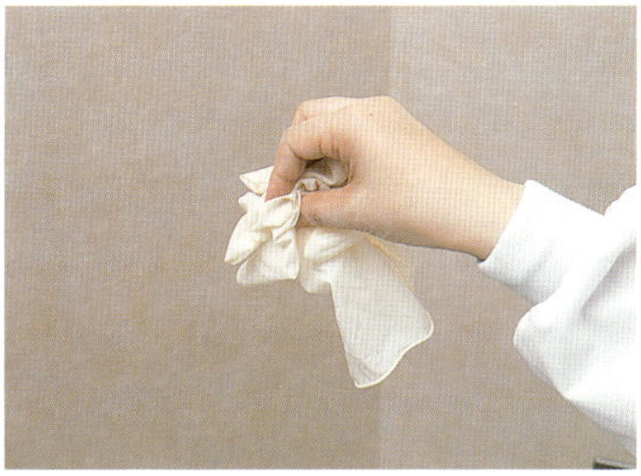

그림 6-11. 오염부위를 안에 감싼 상태에서 의료 폐기물로 폐기한다.

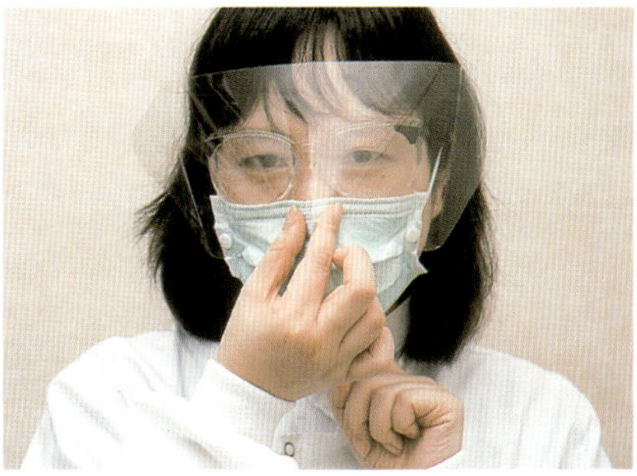

그림 6-12. 일회용 마스크와 얼굴 가리개. 마스크의 끈을 콧등에 맞추어 조인다. 마스크가 입술을 덮는 상태로 한다. 감염방호용 마스크에는 얼굴가리개가 붙어있다.

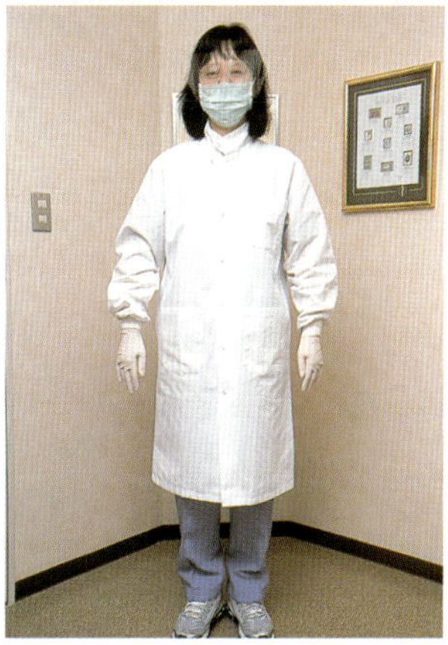

그림 6-13. 일회용 장갑과 마스크, 얼굴 가리개를 착용한 전신상.

때문에 상악의 구개에는 석고를 넣지 않도록 한다. 석고가 완전히 굳어진 것을 확인하고 천천히 치아가 부러지지 않도록 석고모형을 뺀다.

상·하악의 순·볼 쪽에서 나온 석고는 깎아 낸다. 장치제작 때 씨트를 흡입하고 밀폐 상태로 하기 위함이다. 또한 스터디 모델의 치경부가 애매한 경우에는 조각칼과 같은 기구로 치경부의 선을 명확하게 해둔다. 그렇게 하면 미백장치 제작 때의 외형선이 잘 구분된다. 여분의 구개면은 깎아내고 U자형의 석고치열모형(그림 6-14)을 제작한다. 이것은 진공장치를 사용할 장치용 씨트를 치열모형에 밀착시키기 위해서다.

4. 미백장치의 제작

1) 씨트의 종류

Nite White Excel을 예를 들면 다음과 같다(그림 6-15).

재료: 에틸렌초산 비닐광중합체

크기: 5×5inch(127mm×127mm)

두께: 0.04inch(1mm)

씨트의 두께에는 이외에도 0.02inch(0.5mm)인 것도 있다. 재질은 부드러운 것과 딱딱한 것이 있다. 이갈이 등의 습관이 있는지 여부에 따라 재질을 선택한다.

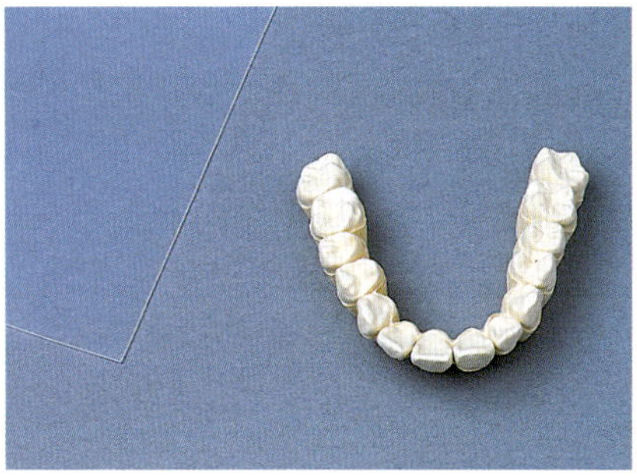

그림 6-14. 미백장치 제작용 구개부위가 없는 석고모형.

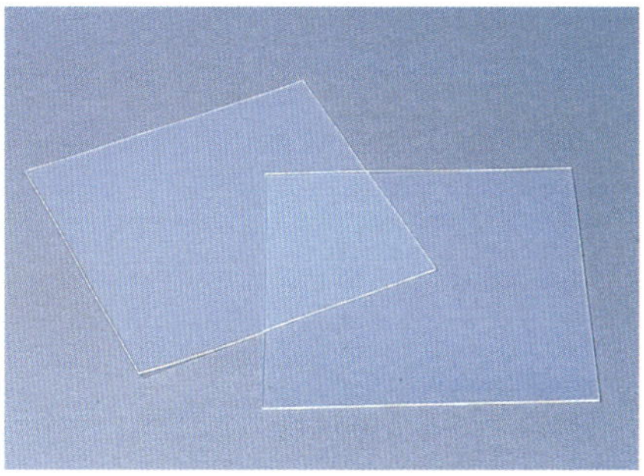

그림 6-15. 미백장치용 씨트. 일반적으로, 0.04inch(1mm)의 씨트를 사용한다.

2) 진공형성기계의 구성

진공형성기계는 여러 종류가 시판되고 있으나, 기본적인 구성은 다음과 같다.

메인 스위치, 핸들, 씨트 홀더, 진공 스위치, 진공형성 받침대

3) 미백장치 제작순서와 술식

미백장치 제작은 아래와 같은 순서로 한다.

모형 제작후 미백장치 씨트를 모형의 치열에 진공형성기계로 밀착시키고 형성한다. 모형에 밀착시킨 씨트를 모형에서 떼어내고 치경부에 따라 가위나 전용 트리머를 사용하여 잘라내서 미백장치를 제작한다.

치열에 적합한 좋은 미백장치 제작의 순서는 다음과 같다(그림 6-16~30).

(1) 씨트의 고정

미백장치용 씨트를 기계의 씨트 홀더에 고정한다. 고정법은 홀더의 위 틀을 열고 씨트를 그 안에 넣는다. 그리고 위 틀을 내려서 위측과 아래 틀을 고정하여 씨트가 빠지지 않도록 한다(그림 16-16). 고정 후 홀더를 올린다.

(2) 모형을 받침대에 고정

진공형성기계의 받침대에 석고모형을 놓는다. 이 때 모형이 맞으면 상하악의 모형을 한번에 진공형성기계의 받침대에 올린다. 물론 상악과 하악을 따로 해도 문제는 없다.

(3) 씨트의 가열

씨트를 가열하기 위해 가열장치의 스위치를 올린다. 가열 스위치를 올린 후에는 씨트 홀더에 손대지 않도록 주의한다. 씨트가 가열되어 늘어진다(그림 6-17). 이 때 씨트의 늘어짐은 적어

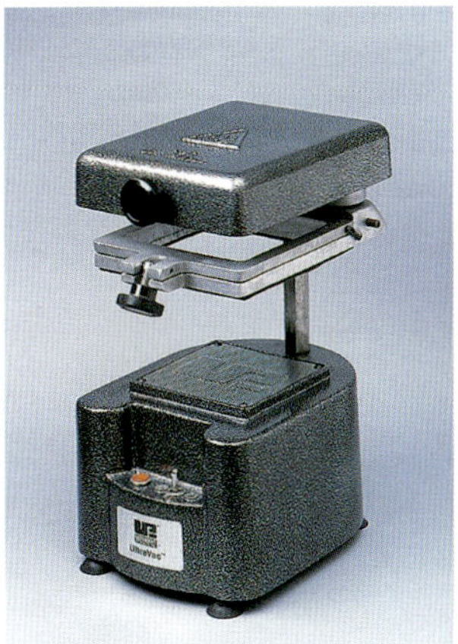

그림 6-16. 진공형성기계에 씨트를 고정시킨다.

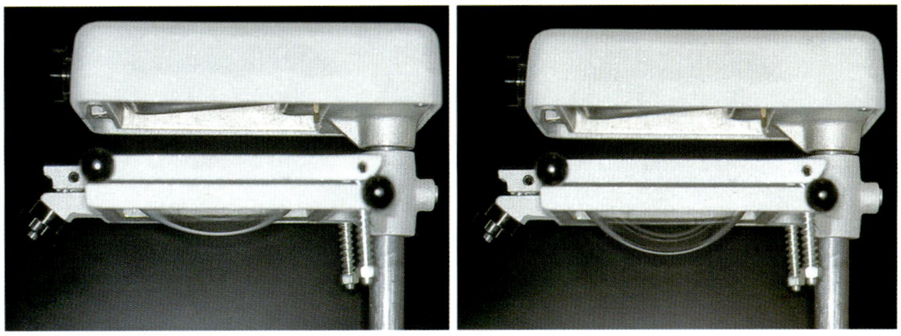

그림 6-17. 씨트의 가열. **a**, 씨트가 가열되어 위와 같이 늘어지면 진공 흡입을 개시한다. **b**, 순간적으로 아래로 늘어져서 과열 상태가 된다.

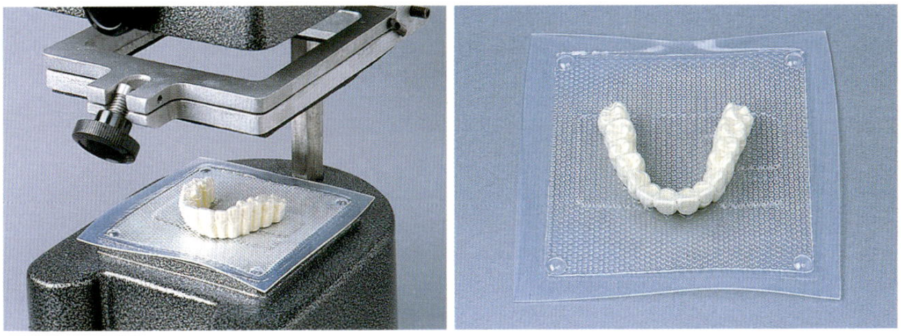

그림 6-18a, b. 씨트를 뺀다.

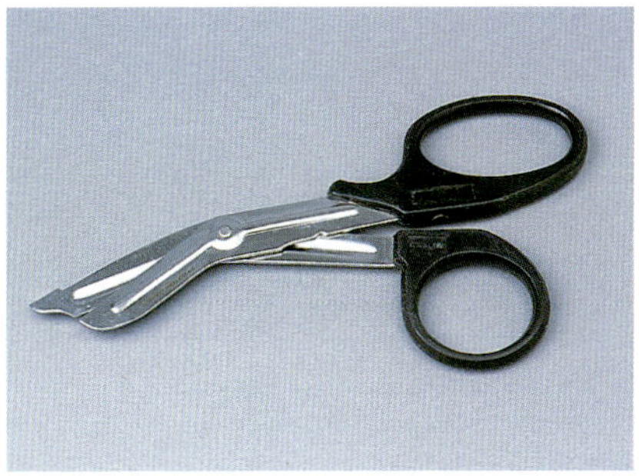

그림 6-19. 미백장치 절취용 가위. Utility Vinyl Cutters(Ultradent).

도 8mm 이상 필요하며, 일반적으로 15mm 정도 늘어질 때 흡입 압접한다.

(4) 씨트의 흡입 압접

씨트가 늘어졌을 때 가열장치의 스위치를 끄지 않은 채 씨트 홀더를 단숨에 모형까지 내리고, 씨트를 모형에 밀착시킨다. 즉시 진공 스위치를 올리고 15~20초 흡입을 한다. 그리고 가열 스위치를 끈다. 씨트가 손을 대도 될 정도의 온도가 되면 손가락으로 치경부 순측을 치열 모형에 압접한다.

(5) 씨트 빼기

씨트를 압접한 후 2~3분 그대로 두거나 냉각 스프레이로 급냉한다. 그리고 홀더를 위로 올리고 형성된 씨트 모형을 분리한다(그림 6-18a, b).

(6) 미백장치의 절취

가위(그림 6-19)로 잉여 씨트를 잘라내고, 모형과 씨트를 꺼낸다(그림 6-20~23).

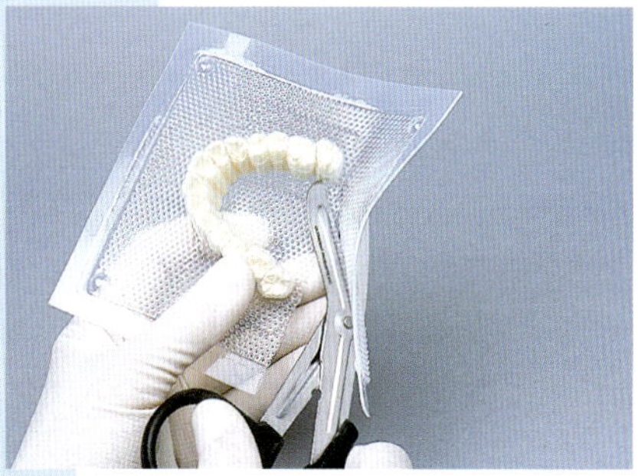

그림 6-20. 미백장치를 절취한 후 수정이 쉽도록 치아에 따라 잘라낸다.

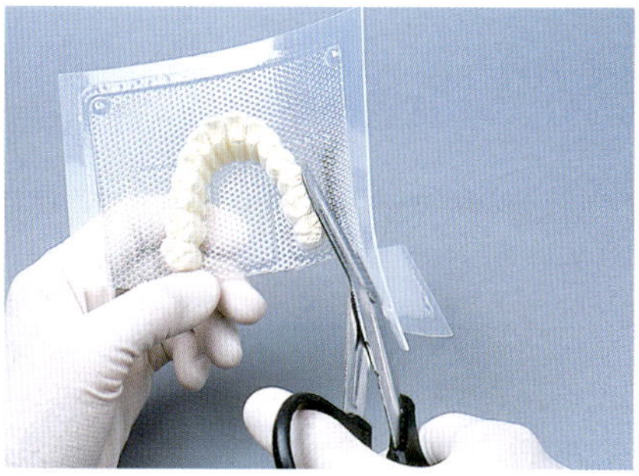

그림 6-21. 미백장치를 절취한 후 수정이 쉽도록 치아에 따라 잘라낸다.

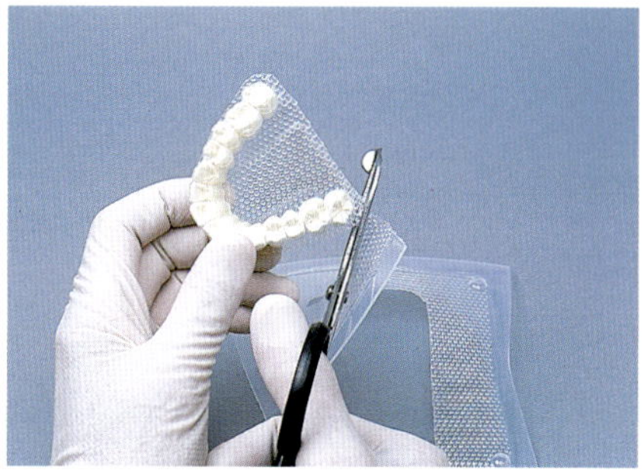

그림 6-22. 미백장치를 절취한 후 수정이 쉽도록 치아에 따라 잘라낸다.

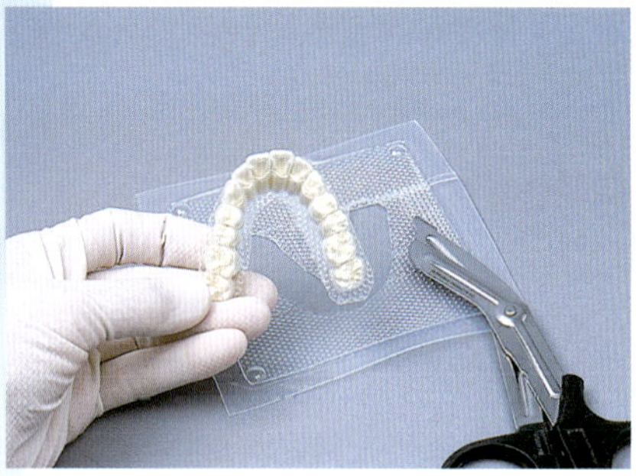

그림 6-23. 미백장치를 절취한 후 수정이 쉽도록 치아에 따라 잘라낸다.

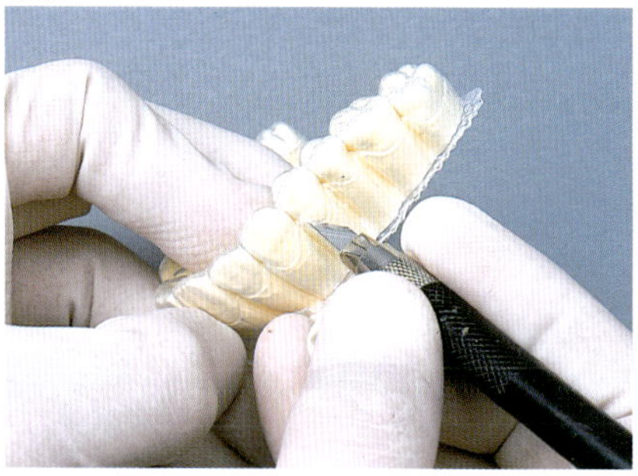

그림 6-24. 미백장치의 외형선 손질. 절취용 칼로 치경부보다 0.5mm 위를 기준으로 절취한다.

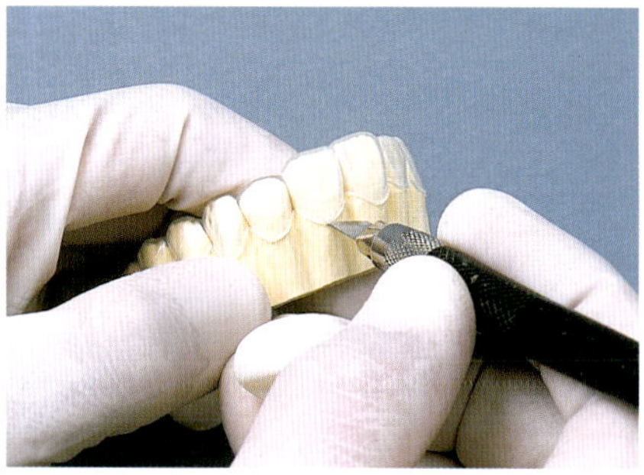

그림 6-25. 치경부에 연필로 기준선을 긋는 법도 있으나, 치경선이 분명하면 선은 필요 없다.

(7) 미백장치 외형선의 손질

미백장치를 완성하기 위해 장치의 외형선에 따라 절삭용 칼이나 가위 또는 전용의 가열기구를 써서 절취한다(그림 6-24~26). 이 때 장치의 가장자리가 날카롭지 않도록, 또 치은에 닿을 때 환자가 불편을 느끼지 않도록 장치의 가장자리를 매끄럽게 완성한다. 그렇지 않으면 미백장치를 장착했을 때 치은에 염증이 일어날 수 있다.

(8) 미백장치의 완성과 평가

미백장치의 제작이 끝나면 진단용 모형에 미백장치를 끼워 미백장치의 적합성을 체크할 필요가 있다(그림 6-27~30).

예를 들면, 미백장치 제작 중 씨트의 외형선보다 더 많이 잘라낸 경우는 자가미백용 미백장치로 사용할 수 없다. 이때는 치열모형을 이용하여 다시 제작한다.

(9) 미백장치의 관리

장치가 완성되면 진단용 모형에 미백장치를 넣고 환자의 성명, 내원일을 기입하고 보관한다.

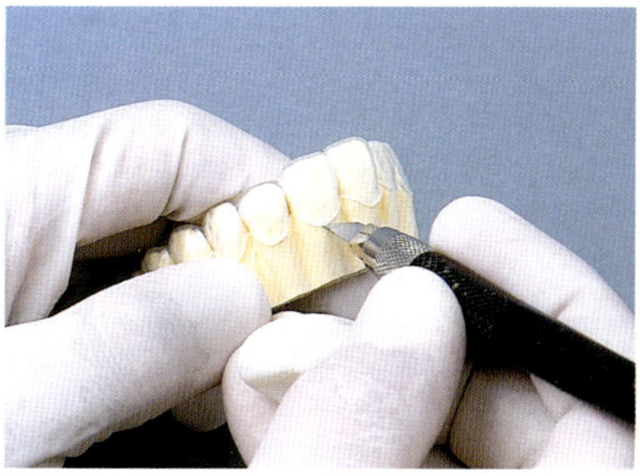

그림 6-26. 가장자리를 부드럽게 마무리한다.

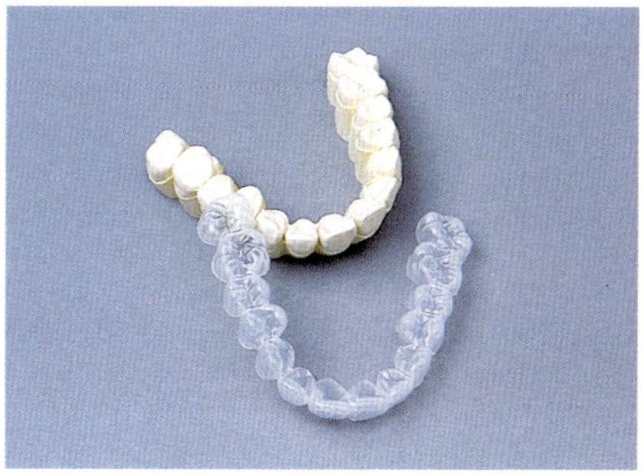

그림 6-27. 미백장치의 완성.

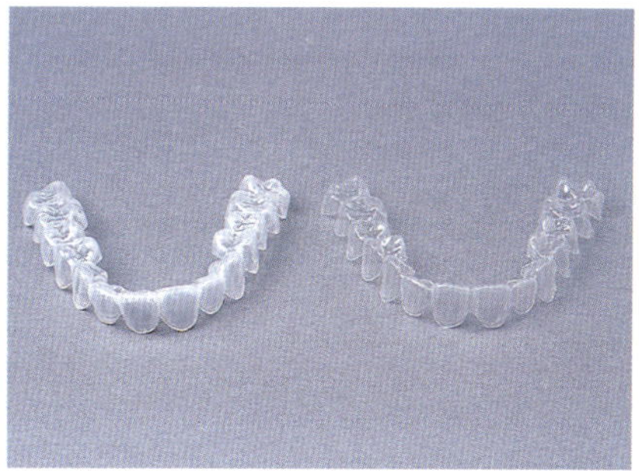

그림 6-28. 씨트의 두께에 따른 미백장치의 차이. 레저보아의 유무를 논했으나, 현재는 없는 것이 일반적이다.

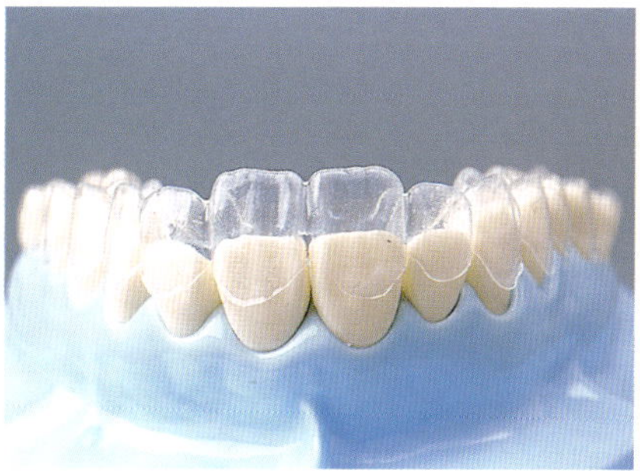

그림 6-29. 미백장치의 적합성을 작업모형에서 확인한다.

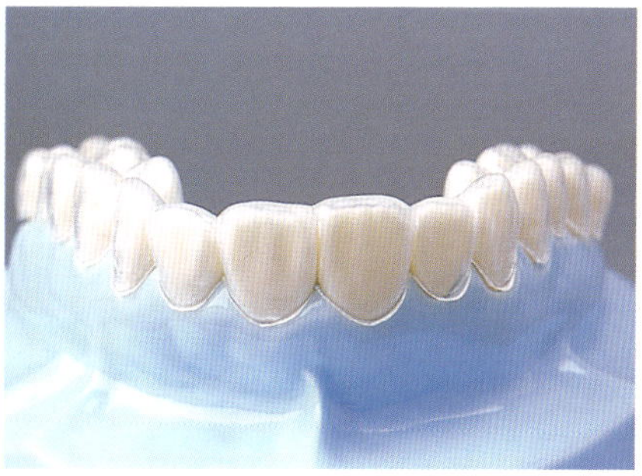

그림 6-30. 흡입 시 열처리가 적절치 않거나 흡입력이 모자라면 헐거워진다.

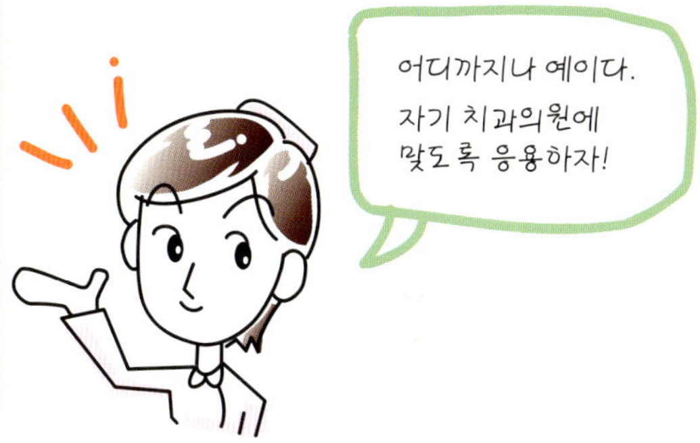
어디까지나 예이다.
자기 치과의원에
맞도록 응용하자!

(10) 미백장치 제작상 주의사항

진공형성기계의 종류나 미백장치용 씨트의 종류에 따라 흡입시간이 조금씩 달라진다. 이 때는 제조회사의 지시에 따른다.

(11) 치은의 위화감

미백장치는 치은에 부담을 느끼지 않도록 제작한다. 그러기 위해서는 알지네이트로 인상채득을 하고 경석고를 쓴다. 모형을 다듬을 때에는 잉여 부분의 석고를 깨끗하게 다듬는다. 그렇게 하지 않으면 진공형성기계로 씨트를 흡입할 때 잉여 부분이 걸림돌이 되어 흡입이 충분히 안 되기 때문에 씨트가 찢어지거나 흡입이 불충분하여 미백장치와 치아 사이에 틈이 생기는 원인이 된다. 맞지 않는 미백장치에서는 미백젤이 치은이나 다른 연조직에 유출되어 통증이나 위화감의 원인이 되어버린다. 그렇기 따라서 미백장치의 적합성은 매우 중요하다.

제7장 미백의 시행

1. 진료실에서의 미백시행 순서

1) 미백장치의 적합성 체크

환자의 구강 내에 미백장치를 장착하고 적합성 체크를 한다. 이 때 체크의 요점은 '치은의 위화감' 이다. 환자가 치은에 위화감을 느끼면 미백장치의 가장자리를 다시 매끄럽게 손질할 필요가 있다. 또한 미백장치의 적합성이 불량하고 치아와 미백장치 사이에 틈이 있을 경우에는 미백장치의 재 제작이 필요하다.

2) 환자에게 장치 장착지도

실제로 환자에게 미백장치를 장착한다(그림 7-1). 이 때의 지도 요점은 상악과 하악의 구별이다. 환자는 미백장치에 익숙하지 않아 어느 것이 상악인지 하악인지 모르므로 친절하게 지도한다.

(1) 미백장치의 상악, 하악, 순측 및 설측의 구별지도

'상악의 장치는 큰 것입니다, 하악의 장치는 작은 것입니다' 라고 말로 설명할 뿐 아니라, 실제 장치를 비교하면서 환자에게 설명한다. 또한 미백장치의 순측과 설측의 차이를 지도한다(그림 7-2).

(2) 미백장치와 치열의 정중선을 맞추는 지도

미백장치를 구강 내에 넣을 때는 장치의 중앙을 눈금으로 환자의 치열 정중선과 맞추도록 설명한다. 치열의 어디가 중간인지 거울로 환자에게 보여준다(그림 7-3, 4).

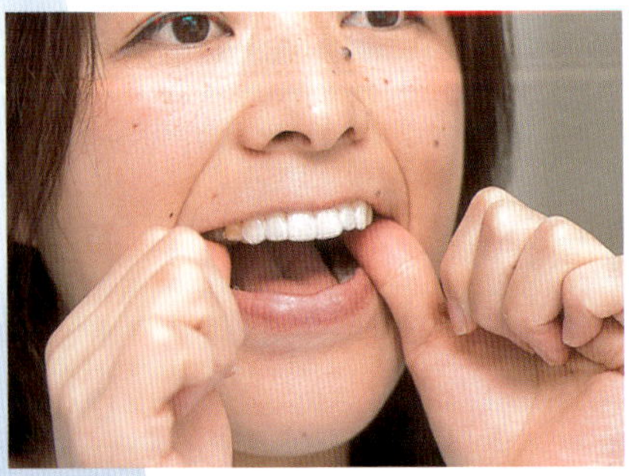

그림 7-1. 미백장치 장착지도. 미백장치 상하악 구별을 설명하고 장착방법을 연습한다.

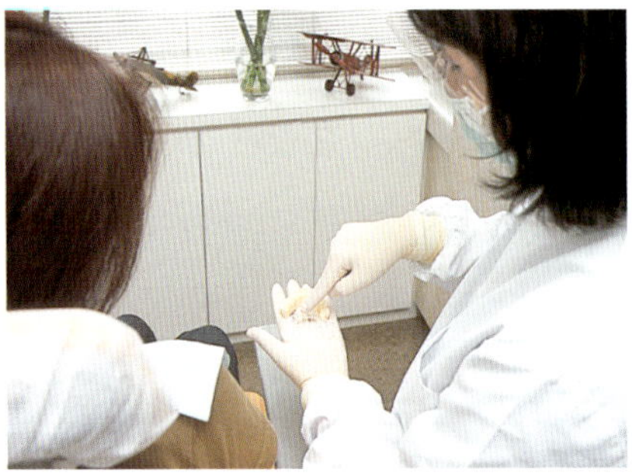

그림 7-2. 미백장치의 순측, 설측의 구별을 환자에게 가르친다.

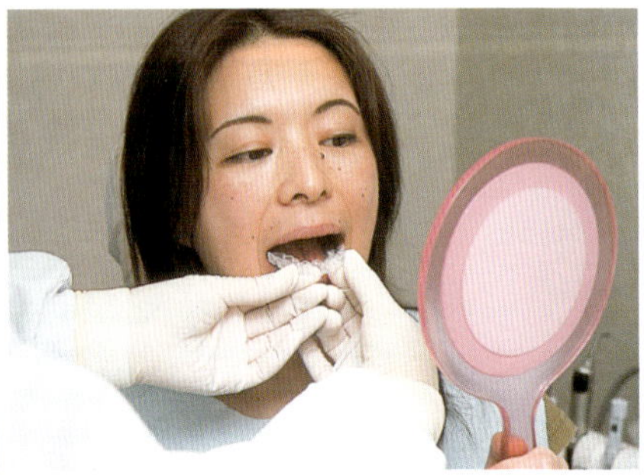

그림 7-3. 미백장치 중앙을 설명하고, 치열의 정중선을 맞추어 삽입하도록 지도한다.

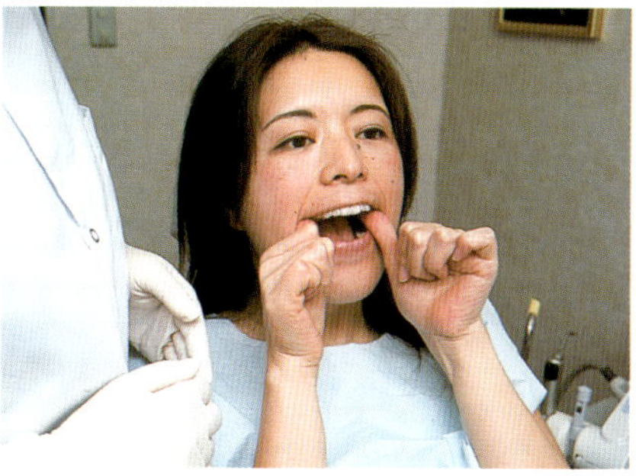

그림 7-4. 전치에 미백장치를 맞춘 후 구치부 교합면을 손가락을 밀어 넣도록 지도한다.

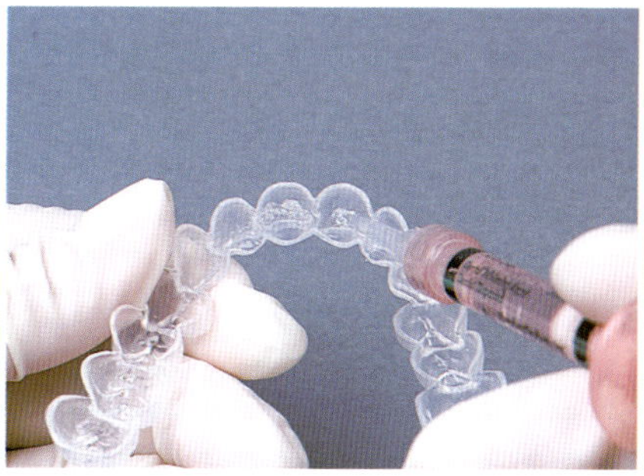

그림 7-5. 미백장치에 젤을 넣는 방법을 보여준다.

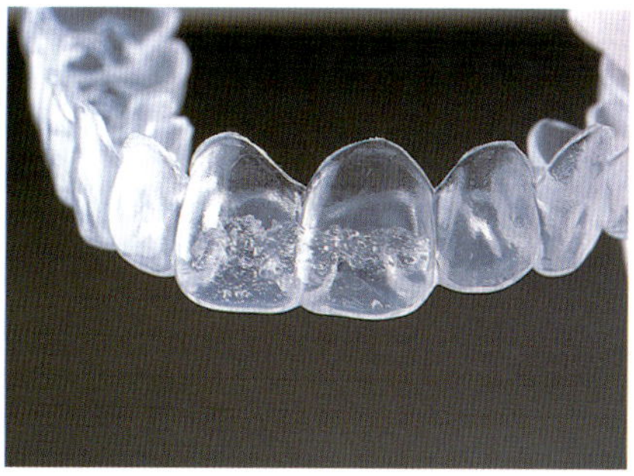

그림 7-6. 젤의 주입량을 실제 예로 보여준다. 사용량은 제조회사 지시에 따른다.

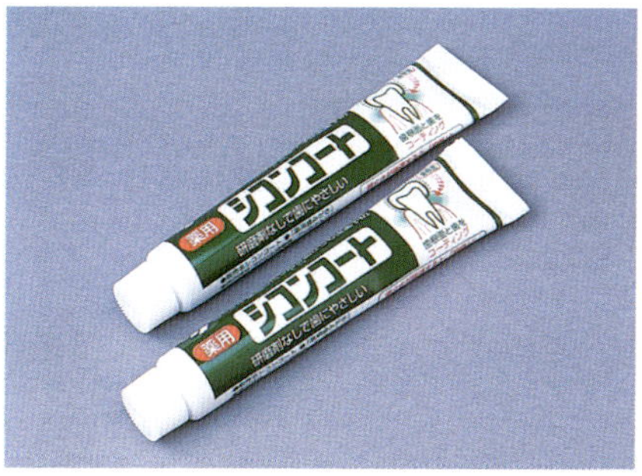

그림 7-7. 지각과민방지제, 시곤 고도(고바야시제약).

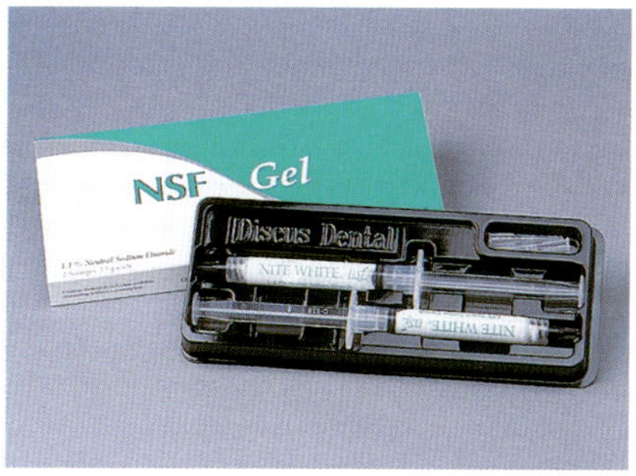

그림 7-8. 지각과민방지용 불화물 젤, NSF(Discus Dental). 미백장치에 주입하고 장착한다. 사용하는 시간대는 지각과민의 정도와 치과의사의 지시에 따라 지도한다. 지각과민이 심한 환자는 미백젤과 하루씩 바꾸어 사용하는 방법도 있다. 중증 지각과민의 경우 미백을 중단하고 과민처치만 할 수도 있다.

(3) 미백젤의 미백장치 내 주입

젤의 주입방법은 치과위생사가 직접 시범을 보인다(그림 7-5). 환자에게도 실제로 치아 하나만 미백제를 미백장치에 주입해보도록 한다. 이 때 치아 하나를 위해 사용되는 젤의 양은 치과위생사가 확인한다. 어느 정도가 적당한 양인지 구체적인 예를 보여준다(그림 7-6). 장치에 미백제가 들어있는 상태로 환자의 구강 내에 장치를 장착한다.

미백장치에서 나온 여분의 젤은 면봉 같은 것으로 제거한다. 여분의 젤을 남겨두면 환자가 치은의 통증을 호소할 수도 있다.

3) 자가미백 시행과 주의사항

자가미백용 장치는 그 자체가 연하기 따라서 미백장치에 손을 대지 않도록 한다. 예를 들면, 장치를 가위로 자르거나 뜨거운 물에 넣어서 변형시키지 않도록 지도한다.

자가미백의 순서를 설명한다.

(1) 우선 칫솔질과 치실 사용을 한다.
(2) 미백제를 미백장치에 주입한다.
(3) 미백장치를 구강 내에 삽입한다.
(4) 미백장치에서 나온 여분의 미백제를 제거한다.
(5) 미백장치 장착시간은 치과의사나 치과위생사의 지시에 따른다.
(6) 장착 후 장치를 빼면 입을 헹구고 칫솔질이나 치실 사용을 한다.
(7) 미백장치의 안 · 밖을 세정하고 전용보관함에 넣어 보관한다.

4) 미백장치 장착 시와 장착 후의 주의사항

자가미백의 순서를 설명하였으므로 미백장치 장착시와 장착후의 주의사항을 설명한다.

(1) 미백장치 장착 중이나 장착후의 30분간은 음식과 흡연을 삼가한다.
(2) 미백장치에서 나온 여분의 미백제는 삼키지 않으며 뱉어내도록 환자에게 지도한다. 장치 제거 후 미백제가 치아, 구강내 연경조직에 남아있지 않도록 칫솔이나 치실 등을 이용하여 제거한다.
(3) 미백 중에는 착색성 음식물은 피하도록 지도한다(제3장 8절 참조).
(4) 미백 중에 지각과민이 일어났을 경우, 구강연경조직에 위화감 및 불쾌감이 일어났을 때는 미백을 중지하고 치과의사에게 연락하도록 한다.
(5) 미백장치의 장착시간과 기간은 반드시 지시에 따르도록 지도한다.
(6) 미백을 위한 임시 충전물이 파손되거나 구강내의 보철장치에 위화감이 생기는 경우에도 치과의사에게 연락을 취하도록 지도한다.
(7) 혹시 미백젤이 눈에 들어갔을 경우 눈을 수돗물로 5분 동안 씻어내고 안과의사에게 진찰받도록 교육한다.
(8) 미백젤을 어린이들이 볼 수 없는 곳에 보관하도록 지도한다.

5) 미백에 있어 불쾌증상의 설명과 문제해결법

미국에서 자가미백을 시작하고 얼마 되지 않았을 때에는 지금에 비하여 자가미백 중이나 미백 후 환자들로부터 불쾌증상을 호소하는 경우가 많았다. 현재는 자가미백제 처방이 개량되어 자가미백 중이거나 미백 후의 환자들의 불쾌증상은 줄어들었다.

(1) 불쾌증상

미백장치가 잘 맞지 않으면 치은에 위화감이 생긴다. 이것은 제6장 4절 '미백장치의 제작'에서 설명한 바와 같이, 대부분이 미백장치의 가장자리 처리가 나쁜 것이 원인이다. 대처법은 미백장치 가장자리를 매끈하게 다듬는 것이다.

또한 미백장치 제작시 씨트의 흡입이 적절하게 되어있지 않으면 미백장치가 환자의 치열에 적합하지 않는다. 맞지 않으면 환자가 미백장치를 장착했을 때 치은이나 구강 점막에 불쾌감이 생긴다. 이럴 경우에는 미백장치의 재제작이 필요하다.

다시 미백 중 여분의 젤에 대한 대처와 젤의 적절한 주입량에 관해서 지도를 한다.

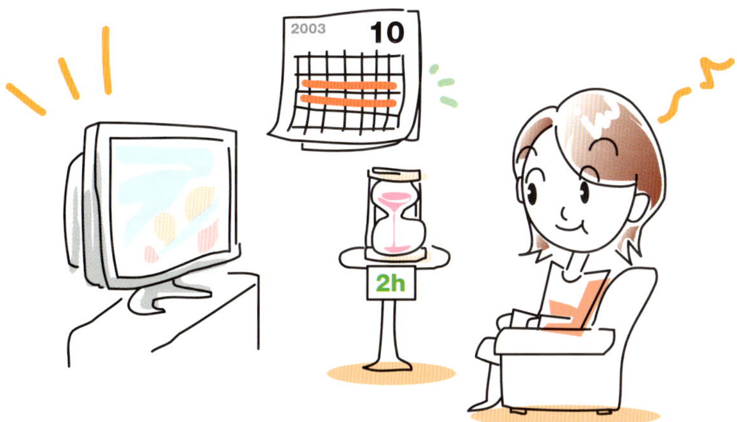

(2) 지각과민이 일어났을 때의 대처법

미백중에 지각과민이 일어나면 치과의사에게 연락하며, 미백을 중단하고 치과의원에 내원하도록 환자에게 지시하여 둔다. 환자에게 알려줄 대처법은 다음과 같다.

(1) 지각과민이 완화된 후 다시 미백을 한다.
(2) 지각과민 경감용 치약을 사용한다.
(3) 중성불화나트륨젤로 도포를 한다.
(4) 환자가 집에서 중성불화나트륨젤로 도포하는 경우도 있다.
(5) 미백장치의 장착시간을 단축한다.
(6) 미백을 격일로 하는 것도 유효하다.
(7) 지각과민이 일어나기 쉬운 부위에 미리 약제(그림 7-7)를 도포하여 두는 방법도 있다. 하루씩 미백용 젤과 불화물 농도가 높은 젤(그림 7-8)을 교대로 사용하도록 한다. 불화물 젤도 미백용 젤과 마찬가지로 미백장치에 넣어 구강 내에 장착한다.

(3) 설명서와 주의사항

자가미백 설명서와 주의사항을 인쇄하여 유인물로 환자에게 주는 것도 매우 유익하다.

2. 미백 후의 평가와 지도

1) 미백 후의 평가

자가미백 종료 후 환자를 내원하게 하여 진단과 평가를 한다.

(1) 검사진단

우선 중요한 것은 환자의 구강 연조직에 염증이 없는지 검사 진단하는 일이다. 또한 미백을 위한 임시치료의 상태, 보철장치의 손상 등도 진단할 필요가 있다.

(2) 지각과민

지각과민에 관해서도 환자에게 그 유무 및 정도를 물어볼 필요가 있다(55쪽 참조).

(3) 치아색상의 평가와 기록

미백 후의 치아색상은 셰이드 가이드로 측정한다. 환자에게 셰이드 번호를 확인하고 미백전의 치아색상과 비교하여 본다. 이 때 미백 후 치아색상의 셰이드 번호를 챠트에 기록하고 환자의 만족도도 함께 기재한다.

미백에 있어 만족도는 환자에 따라 다르다. 환자가 미백 후 조금 더 밝은 치아색상을 바랄 경우에는 치과의사와 자세히 상담하도록 권하다. 일본에서는 낯설어 보이는 아주 하얀 치아의 색상은 미국에서 사업 경험이 있는 환자라면 바랄 수 있는 일이다. 미국에서는 TV나 잡지의 영향을 받아 많은 환자들이 아주 하얀 치아를 위해 미백을 한다. 이러한 환자에 대비해서 미국의 잡지 등을 병원에 비치하여 두면 환자와의 소통에도 도움이 된다(그림 4-2). 또한 환자가 바라는 치아의 색상을 확실히 파악하기 위해 좋은 동기의 수단이 될 수 있다.

(4) 미백 후의 치열사진 촬영

미백 후 환자의 치열을 사진 촬영한다. 이 촬영은 미백전의 촬영(베이스라인 셰이드의 기록)과 마찬가지로 치아의 색상이 분명하지 않으면 의미가 없다. 일반적으로, 이러한 사진은 치과에서 환자의 챠트로 보관한다.

2) 미백 후의 지도

(1) 치아색상유지를 위한 환자교육(스케일링, TBI)

자가미백을 한 환자의 구강위생 상태를 다시 평가하고 문제점을 지적한다. 그렇게 함으로써 환자의 욕구를 높인다. 이와 같이 구강위생의 향상이나 구강위생의 관리를 환자 자신이 하도록 교육하는 것은 치과위생사의 의무이다. 왜냐하면 미백의 효과를 되도록 길게 유지하기 위해서는 홈케어와 전문가에 의한 세척은 필수적인 과정이기 때문이다.

치아의 색상을 유지하기 위한 주의사항과 스케일링의 중요성에 관해서 환자가 충분히 납득하도록 한다. 미백 후의 치아색상은 착색의 원인이 될 만한 음식물의 섭취가 많을수록 셰이드가 서서히 저하된다는 점을 설명한다. 이른바 재변색이 빨라진다. 또한 치아착색의 원인이 되는 음료도 섭취방식에 따라 착색의 정도도 달라진다.

예를 들어, 커피의 경우 진한 커피를 스트레이트로 하루에 몇 잔 마시는 것과 하루 한번 커피를 밀크와 반씩 섞어서 마시는 것과는 치아착색의 정도가 다르다. 환자가 즐기는 음식물을 치아의 하얀 색상을 유지하기 위해서 완전히 그만두도록 권할 필요는 없다. 그러나 커피 같은 것을 자주 마시면 치아의 색상에 변화가 나타나고 치아의 표면이 갈색으로 착색된다고 설명하여 줄 필요는 있다.

치아가 갈색으로 착색되었을 경우 환자 자신이 착색을 제거한다는 것은 매우 어렵기 때문에 착색이 마음에 걸리면 자주 치과에 내원하여 스케일링이나 폴리싱으로 치아착색을 제거하도록 권한다.

구강위생 상태를 잘 유지하는 것은 이상적이겠으나 환자에 따라서는 구강위생 상태가 나빠도 별로 개의치 않는 경우도 있다. 그런 환자의 경우에는 곧 치태가 부착하고 치석이 침착하기 시작한다. 치석이 인접면에 쌓이면 황색을 띠게 된다. 이 부위를 보여주고 환자에게 스케일링의 중요성을 설명할 필요가 있다.

(2) 홈케어(자택 치료)

치과위생사가 환자에게 동기를 부여하고 홈케어의 중요성을 어떻게 인식시키는지의 여부가 홈케어 성공의 열쇠이다. 일본의 경우 아직도 환자의 구강위생에 관한 지식이 적기 때문에 구강위생의 향상이 치아의 색상유지에 어떤 영향이 있는지 구강건강의 향상이 전신의 건강향상과 어떤 관련이 있는지 등 치과위생사는 미백 후의 환자에게 지식을 제공하고 이해시킬 필요가 있다.

치과위생사가 환자를 대함에 있어 환자가 치과에 내원했을 때만 전문가로서 치과위생사의 업무책임 범위라고 생각하면 안 된다. 환자가 집에 돌아간 후에도 치과위생사를 통해 홈케어를 하기 위한 동기가 부여되고 이해되었는가가 중요하다. 그것에 따라 환자들의 홈케어의 정도도 달라진다. 치아색상 유지에 있어 전문가에 의한 세척과 환자의 홈케어로 올바르게 치태 관리가 되면 환자의 구강 내에 부착하는 치태를 최소화 할 수 있다.

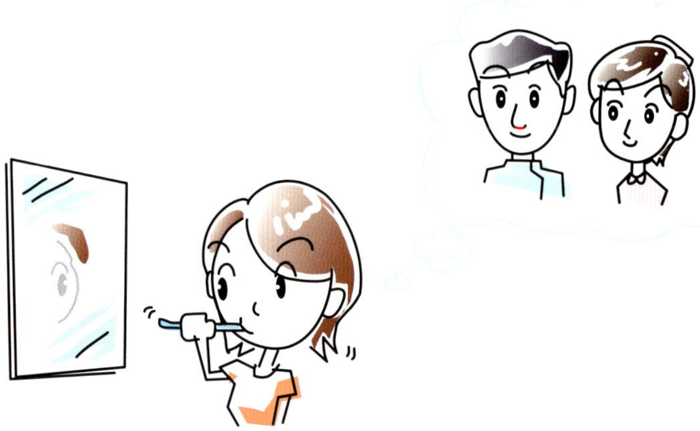

(3) 동기부여

환자에게 바른 정보를 제공하는 것은 당연하다. 더욱이 환자와의 대화에서 홈케어의 지식, 사회적 · 경제적 배경, 교육 수준 등을 파악하고 각 환자에게는 홈케어를 위한 동기부여 방법을 달리 할 필요가 있다.

미백을 스스로 희망하는 환자에 대해서는 어느 수준까지의 구강위생 상태를 위한 동기 부여는 별로 어렵지 않을 것으로 예측된다. 그러한 환자는 하얗고 건강하며 청결감 넘치는 치아를 스스로 구하고 있으므로 치아색상 유지를 위해서는 구강위생의 향상이 필요하다고 지적만 하면 구강위생 지도에 따를 것이다.

동기부여가 어려운 것은 미백을 치과의 권유로 한 환자의 경우이다. 환자가 치과위생사의 확실한 지도를 받지 않았으면 곧 구강위생 상태에 대해서 소홀하게 된다. 따라서 이러한 환자에게 동기를 부여하고자 할 때에는 미백 후 구강위생 상태의 향상의 없었던 환자의 예를 들어 잘 설명하는 것이 중요하다.

3. 리콜

1) 리콜의 목적

미백 후 치아의 색상은 시간이 지남에 따라 조금씩 변화하여 색상이 어두워진다. 이것을 재변색라고 한다. 이것은 앞에서 언급한 바와 같이 환자의 생활양식에 따라 재변색의 진행이 달라진다. 착색의 정도에 따라서는 미백효과가 있는 치약만으로는 어렵다. 정기적인 리콜로 스케일링을 하고 치과위생사가 외인성 착색을 제거할 필요가 있다.

이와 같이 미백 후의 치아색상을 가능한 한 환자의 요구에 맞게 유지시켜 주는 것이 전문가로서의 중요한 역할의 하나이다. 또한 세척만으로는 색상의 변화를 방지하기 어려울 때도 있다. 따라서 미백 후 터치업(정기적이 미백제의 사용)이 치아의 색상을 유지하기 위해 필요하게 된다.

이와 같이 미백에 있어 리콜은 미백 후 치아의 색상을 유지하기 위해 전문가의 눈으로 터치업의 시기를 판단하고 환자에게 조언할 수도 있기 때문에 치료계획의 하나로 포함시킨다.

2) 리콜 때 치과위생사의 역할

심미치과에서는 환자의 희망이나 만족도에 따르는 것이 중요하다. 환자들은 주위의 영향을 받고, 또 TV, 영화, 최신 잡지에서 감화되어 터치업을 희망하는 경우도 있다.

이 때 초진시와 마찬가지로 환자의 치아색상을 셰이드 가이드로 체크하고 기록할 필요가 있다. 치과위생사는 터치업 할 때 환자의 문진을 다시 체크하고 임신 또는 수유 중이 아님을 확인한다. 그리고 리콜에 따른 자가미백을 하기 전에 구강위생 상태의 체크, 치은염증의 유무, 지각과민의 유무, 미백장치의 상태를 치과의사에게 보고할 필요가 있다.

환자가 지난번 미백을 하고 터치업으로 내원하기까지 시간이 많이 경과했으면 몇 개의 주의사항을 잊어버릴 수도 있다. 그래서 다시 한번 환자에게 미백에 관한 최신정보를 알려주고 환자의 의무를 상기시켜줄 필요가 있다.

또한 전 회에 사용한 미백젤이 남아 있으면 그 유효기한을 확인한다. 보존 상태가 나쁘면 새로운 약제를 처방한다. 또한 미백장치의 적합성을 다시 판단할 필요가 있다. 미백장치에 구멍이 생겼거나, 적합하지 않은 상태에서 자가미백을 하면 젤이 장치에서 유출된다. 치아에 대한 미백효과가 저하되는 동시에 환자의 구강 연조직에 손상을 줄 가능성도 커진다. 또한 환자가 젤을 삼킬 염려도 있다.

이와 같이 리콜 때 터치업의 준비로써 전문가에 의한 치아의 색상체크, 구강내의 검사, 미백장치의 검사는 필수적이다. 일본의 경우 이와 관련해서 치과의사가 직접 하든, 치과의사의 지시에 따라 치과위생사가 하는 것이 전제가 되어 있다.

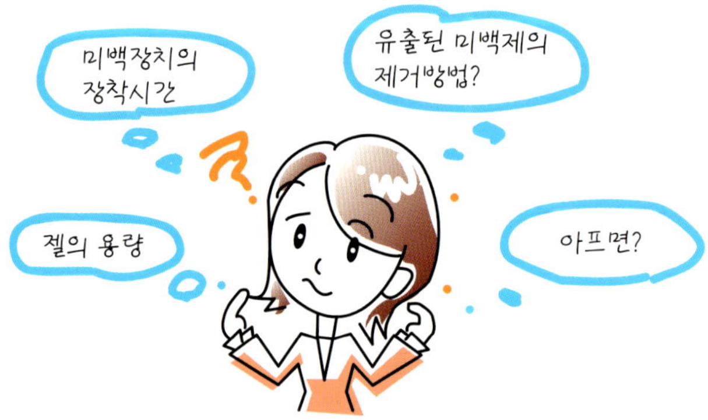
미백장치의
장착시간
유출된 미백제의
제거방법?
젤의 용량
아프면?

■ 상아질 지각과민

지각과민은 정식으로는 상아질 지각과민(Dentin Hypersensitivity)라고 한다. '생활치의 노출 상아질 또는 건강한 상아질이 외적 자극에 대해서 느끼는 일관성의 동통'이라고 정의되어 있다. 미백 때 일어나는 경우와는 다르지만 치과위생사가 알고 있으면 좋을 요인으로 다음과 같은 것이 있다.

(1) 발생학상 법랑질과 백악질의 관계
(2) 마모, 교모, 부식
(3) 우식 탈회
(4) 치은퇴축
(5) 과잉 스케일링
(6) 초음파 스케일러의 오작동
(7) 구강건조증
(8) 미세파절에 의한 유출
(9) 홈케어 등

(1) 발생학상 법랑질과 백악질의 위치관계

법랑질과 백악질이 덮여 있는 치아: 60%
법랑질과 백악질이 경계에서 접촉하는 치아: 30%
법랑질과 백악질이 접촉하지 않은 치아: 10%

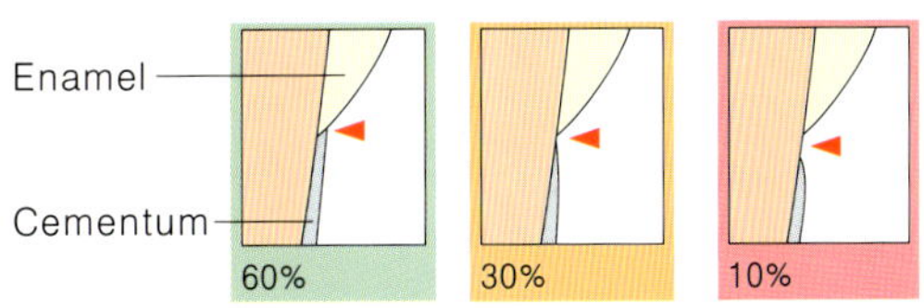

(E.M., Wilkins, 2005)

법랑질과 백악질의 접촉이 없는 경우에 치은이 퇴축하면 상아질 지각과민을 보일 가능성이 높다고 한다.

(2) 마모, 교모 및 부식

마모란 연마성이 높은 칫솔 등 치면에 대한 장기간의 기계적 작용으로 치아에 실질결손이 생기는 것을 말한다. 원인으로서는 칫솔질 외에 파이프나 손톱, 이쑤시개를 사용하는 습관 등을 들

수 있다. 법랑질의 실질결손이 생기면 상아질 지각과민을 일으킬 수도 있으므로 치과위생사는 마모의 원인을 확인하고 환자에게 대처 방법을 지도할 필요가 있다. 사용하는 칫솔의 식모부의 세기에 대해서는 미국에서는 부드러운 것을 선택하는 환자가 증가하고 있다. 훨씬 부드러운 식모인 Ultra soft나 Extra soft 칫솔도 환자들의 인기를 모으고 있다. 전동 칫솔은 식모부의 재질이 보통 단단한 것이 많으나, 소니케어 엘리트 등의 헤드는 Ultra soft, Extra soft 식모로 구성되어 있어 치은이나 치아에 부담이 적도록 만들어졌다.

교모의 원인에는 이갈이 등이 있으며, 증상이 심하게 되면 상아질 지각과민이 일어난다. 치료 여부는 치과의사의 지시에 따른다.

부식은 화학적 작용으로 표면치질에 탈회가 일어나며 이어서 치질의 실질결손을 일으키는 질환이다. 무기산을 사용하는 공장에서 일하는 사람에게 나타나며 직업병이라고 생각되고 있으나, 다이어트 등이 원인이 되어 일어나는 위산의 역류에 의해서도 생기는 경우가 있다.

(3) 우식, 탈회

우식이나 탈회를 방치한 채 미백을 하면 우식이 있는 부분부터 미백제가 조금씩 상아질과 치수에 침투해 들어갈 가능성이 높다. 미백을 할 때나 미백을 한 후 통증이 생기는 경우도 있다.

(4) 치은퇴축

치은퇴축을 일으키는 주된 원인은 다음과 같다.

- 치아에의 과잉부담
- 부착치은의 결여
- 치주외과 처치
- 부적절한 칫솔질
- 치주질환의 진행

이와 같은 상태의 환자는 상아질 지각과민을 일으키기 쉬운 상태에 있으므로 주의한다. 특히 치은 절제술을 하면 치은퇴축이 보이며 지각과민이 일어난다.

(5) 과잉 스케일링

치은연 상방의 치석과 달리 치은연하의 치석은 볼 수 없는 상태에서 스케일링하므로 적절히 하지 않으면 치은에 외상을 가할 수 있으며, 치근이 너무 과도하게 활택 되어 상아질 지각과민으로 연결된다.

(6) 초음파 스케일러의 오작동

초음파 스케일러를 사용할 때 초음파 스케일러의 특징을 모르고 스케일링하면 상아질 지각과민을 초래할 가능성이 있다.

강도의 설정, 팁의 선택(31쪽 참조), 물 흐름의 조정 등을 잘못하면 환자에게 위화감을 주거나 치아, 치은에 손상을 주게 된다. 이러한 것을 방지하기 위해서라도 초음파 스케일러의 적절한 사용방법을 숙지하고 미백전의 환자에게 통증 등 불필요한 불안을 주지 않도록 하는 것도 치과위생사의 역할이다.

(7) 구강건조증

타액 분비량의 감소로 구강내가 매우 건조한 상태이다. 전신질환, 약의 복용, 가령 구호흡, 스트레스 등이 있다. pH가 산성인 음식을 섭취하면 상아질 지각과민을 초래할 가능성이 많으므로 타액량이 적은 환자, 타액완충 등이 낮은 환자는 주의가 필요하다.

(8) 미세 파절에 의한 유출

수복물 변연에 미세 파절에 의한 유출이 있을 경우에는 미백 시행 여부를 치과의사의 판단에 맡긴다.

(9) 홈케어

치근이 노출된 상태에서 단단한 식모의 칫솔로 과도하게 칫솔질을 하면 상아질이 노출되고 상아질 세관이 열리므로 우선 부드러운 칫솔의 사용을 권한다.

또한 치간칫솔의 모가 치경부에 반복해서 접촉함으로써 지각과민을 발증하는 경우도 있으므로 가능하면 나일론 코팅된 것을 사용하도록 권한다.

〈참고문헌〉

中原泉編：新常用歯科辞典. 第 3 版, 医歯薬出版, 東京, 1999, 441, 535, 805.

加藤久子：Complete Works トータルスケーリングテクニック. 医歯薬出版, 東京, 2006.

エスター. M. ウィルキンス・加藤久子：歯面研磨のテクニック—ウィルキンス先生に訊く. デンタルハイジーン, **27** (5)：494, 2007.

Esther. M. Wilkins.：Clinical Practice of the Dental Hygienist. 9th ed, LIPPINCOT WILLIAMS and WILKINS, 2005.

제8장 임상미백에의 대응

1. 미백으로 하얗게 되는가?

치아의 색상을 개선하는 치료는 '심미치과'의 범주에 들어가나 그 어원은 Aesthetic Dentistry*, 그리고 Aesthetic은 '미학적 원리' 또는 '좋은 취미'를 의미하는 그리스어에서 유래한 말이다. 물론, 당시에는 '심미치과'가 존재하지 않았으나 여러 가지 민간요법이 시도된 것 같다. 이 그리스어라는 언어체계가 완성된 기원전 300년경 그 시대의 초 문명사회라고 할 수 있는 이 지역에서는 일찍이 '하얀 치아는 에티켓의 하나'로 되어 있었다. 어디까지도 억측이지만 에티켓 이상으로 포리스의 안전보장상의 가장 중요한 부분이 되어 있었다고도 생각된다. 도시국가 포리스에 사는 사람들의 하얀 치아와, 구강 내를 청결하게 하는 것을 생각해 본 일도 없는 변경의 야만인과는 입 모습이 현저히 달라 이민족이 침입하더라도 간단하게 탄로 났을 것이다.

*Aesthetic dentistry는 심미치과, cosmetic dentistry는 미용치과라고 한다.

그 후 2000년 이상 이를 하얗게 한다는 것은 꿈으로만 여기던 시대가 이어지다가 1989년에 현재 하고 있는 미백법이 등장했다. 그 이전에는 위안을 주는 치료법 뿐 이였으나, '치면에 약제만 도포해서 치아의 색상을 변화시킨다'라는 놀라운 치료법이 출현함으로써 '하얗고 아름다운 치아'라는 바램에 길이 열렸다. 진보의 원동력이 된 연구자는 대부분 미국의 개업의이며 그들 지식의 집대성이라고 할 미백은 그 취급의 용이성으로 지금은 전 미국의 치과의사가 진료과목으로 채택하고 있다. 그러나 미백은 방법과 사용하는 미백제품에 따라 얻는 결과가 다르다. 혹시, 전문가로 자처하고 싶다면 '하얗게 한다' 뿐만 아니라 투명감 있고 아름다움을 끄집어내며 마치 보석을 녹여 부은 것처럼 빛나게 하는 것을 목표로 할 것이며, 때문에 미백에 정통하는 일이 중요한 요체가 된다.

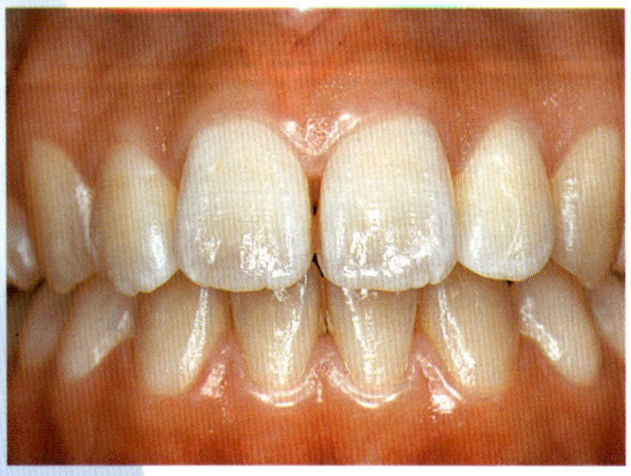

그림 8-1. 증례 1, 선천성 변색. 기술적으로 쉬운 증례이다.

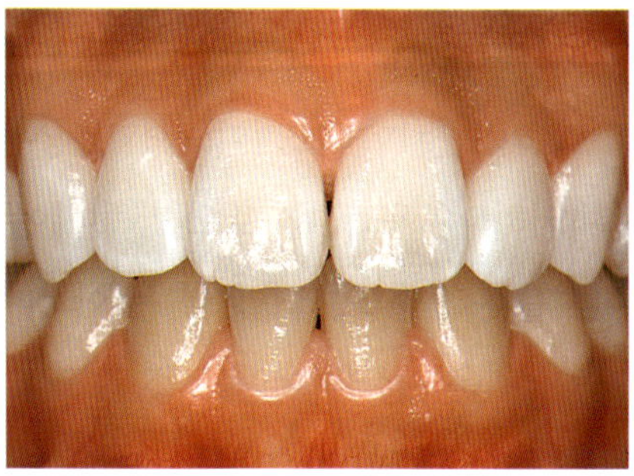

그림 8-2. 상악부터 미백함으로써 하악과의 비교로 효과는 명료하다.

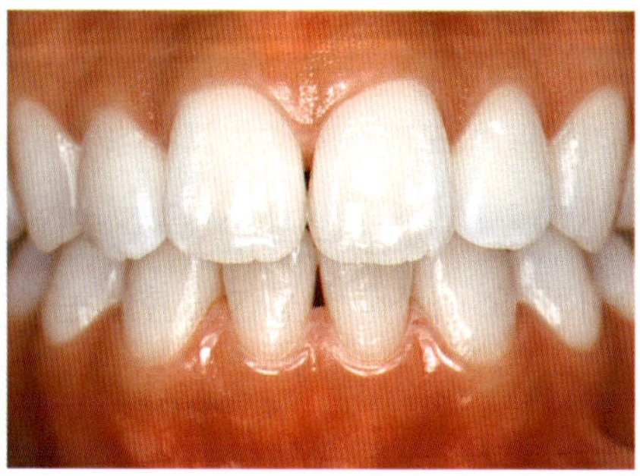

그림 8-3. 상하악 동시 미백완료 된 상태.

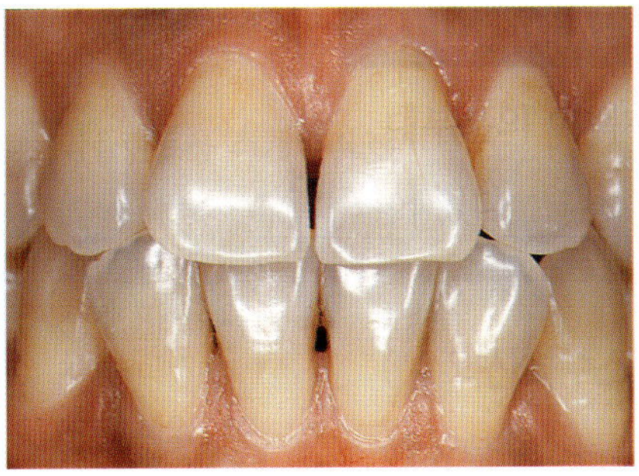

그림 8-4. 증례 2, 테트라싸이클린으로 인한 변색(3도): 베이스라인. 몇 개의 치과에서 개선 불가능이라고 진단된 증례이다.

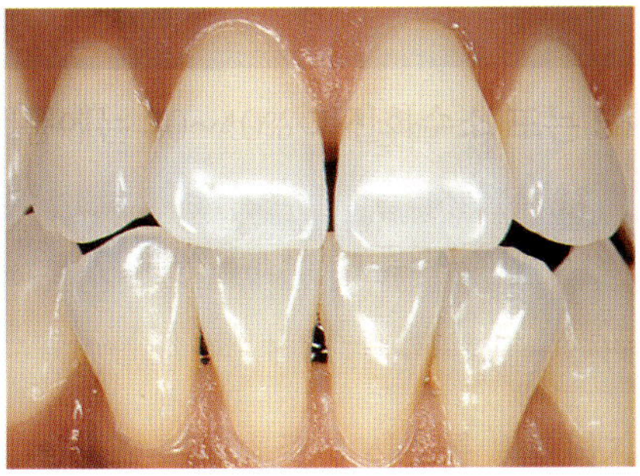

그림 8-5. 상하악 동시미백 완료. 치아에 손상을 주지 않고 개선되어 감격의 눈물을 흘렸다.

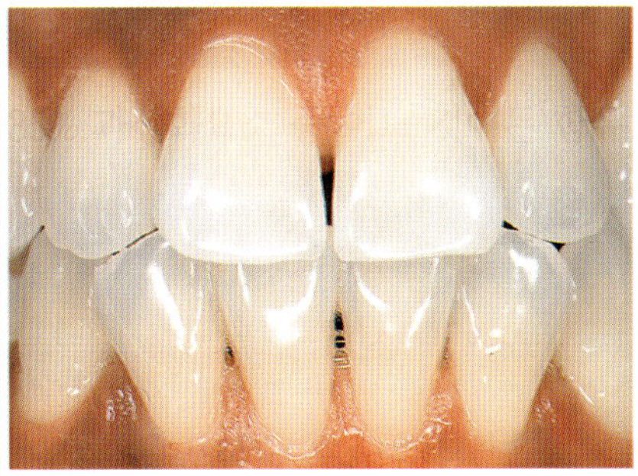

그림 8-6. 30개월 후. 터치업과 유지관리로 심미성이 매우 향상되어 있다.

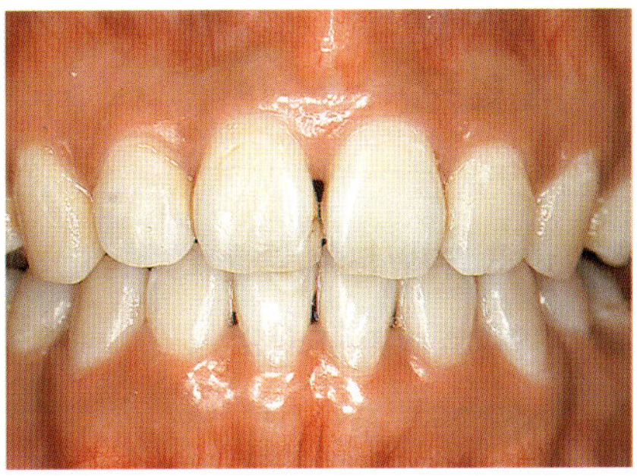

그림 8-7. 증례 3, 선천성 변색: 베이스라인. 수 년 전까지 많은 치과의사에게 '이 이상 무엇을 바라는가' 라고 말을 들은 전형적 증례.

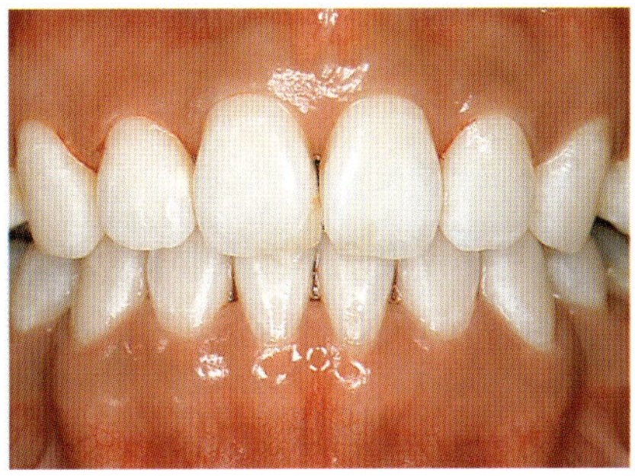

그림 8-8. 상하악 동시 미백완료 후. 색상의 개선으로 아름다움이 더욱 증가된다. 중절치의 충전물을 바꾸고 싶어진다.

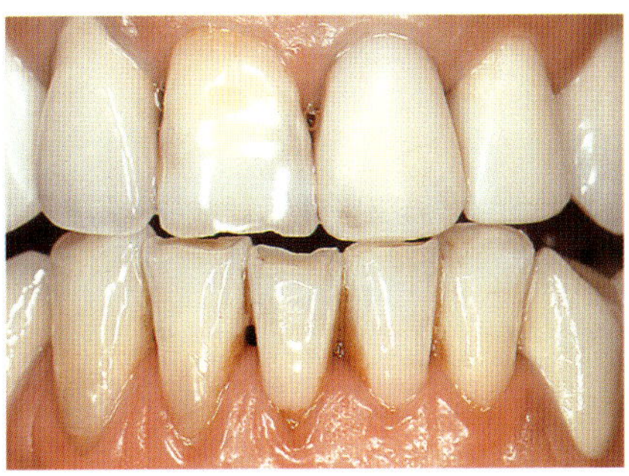

그림 8-9. 증례 4, 전문가미백 No.1: 베이스라인. 아직 표백이라고 하던 시대의 증례.

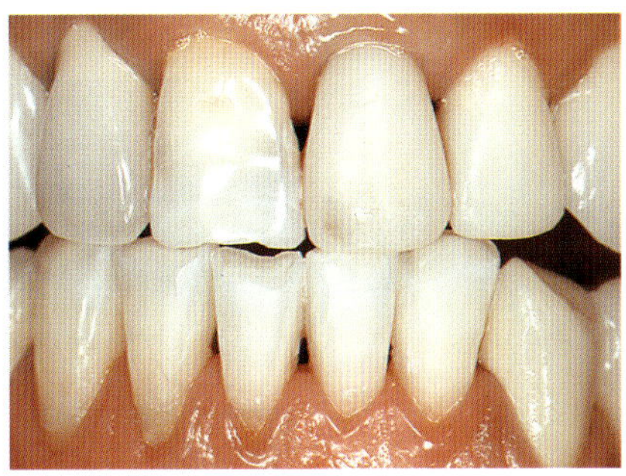

그림 8-10. 하악을 대상으로 처치. 하얗게는 되었으나 탈회로 치면의 광택이 없어졌다.

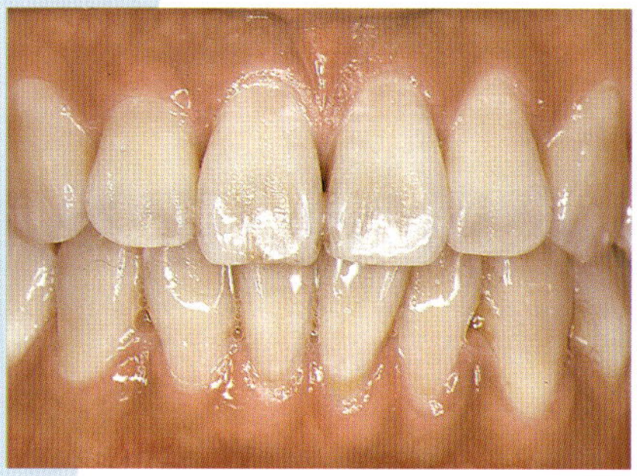

그림 8-11. 증례 5, 전문가미백 No.2: 베이스라인. 아직 표백이라고 하던 시대의 증례.

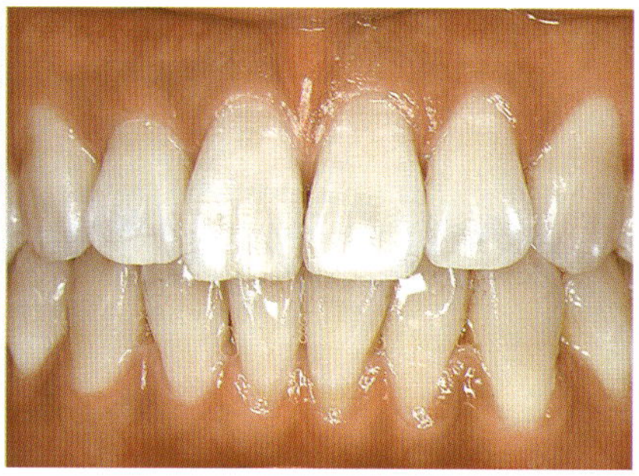

그림 8-12. 전문가미백 후. 상악 치열을 관찰할 때 광택이 없어진 것보다 하얀 반점이 두드러져 보인다.

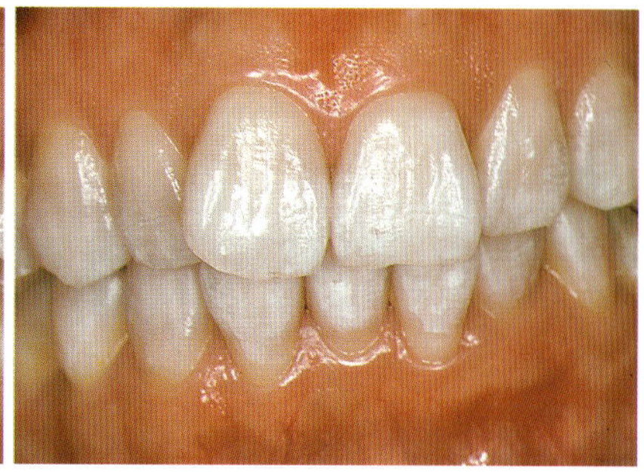

그림 8-13. 증례 6, 다른 치과에서 전문가미백을 완료한 후에 우리 치과를 찾은 상태: 베이스라인(미백으로 투명감을 되찾는 것이 최우선 과제!).

2. 왜 치아가 어두워 보일까?

일본인의 치아가 어떤 색상인가를 Vita Shade Guide로 설명해보자. 평균적인 색상은 A3 또는 A3.5 셰이드며, 하얗게 보이는 경우에도 A2 셰이드 정도이다. 셰이드 가이드는 아는 바와 같이 세상의 모든 인종에 대응할 수 있다는 치과의의 편리한 물건이라고 말할 수 있으나 가장 하얗게 보이는 것이 B1 셰이드로, 이러한 밝기는 인종에 관계없이 아주 소수파의 색상이다.

'치아를 하얗게 하고 싶다'는 희망에 부응하려면 '왜 치아가 어두워 보이는가'라는 원인을 찾아내는 것이 중요하다. 변색의 원인에 따라 현재의 의료기술로는 대응할 수 없는 경우도 있으며, 반면 예상외의 간단한 치료로 희망을 이룰 수 있는 경우도 있기 때문이다. 자기 나름의 견해를 갖는 것도 소중하므로 반드시 기억해두기 바란다.

표 8-1. 변색의 분류

구분	요인
외인성 변색	식품, 음식물 담배, 기호품
내인성 변색	고령화 테트라싸이클린 1도 테트라싸이클린 2~4도 불소증 전신질환 치과 재료 형성 부전증 외상
기타	유전인자로 인한 심한 누런색

* 붉은 글자의 요인에 의한 증례가 적응증
Ryuichi Kondo. 알았다! 할 수 있다! 자가미백. Ishiyaku 출판사, 2000.

1) 외인성 착색

'외인성 착색'*은 치면에 부착한 착색제가 당연 치아를 어둡게 보이게 하는 원인이 된다. 이런 종류의 착색은 구강관리의 잘하고 못함에 좌우되나 그보다 치관 형태나 치면 성상 또는 치열이나 교합의 부정 등도 부착량을 증가시키는 원인이 된다. 또한 흡연이나 적포도주, 커피, 홍차, 콜라, 우롱차 등을 너무 많이 마셔도 착색을 악화시키는 원인이 되며, 착색 정도는 이러한 기호품의 종류, 섭취한 기간이나 빈도에 따라 크게 달라진다.

*외인성 착색만을 제거한다면 'PMTC'로 충분하나, 미백을 병행하면 더욱 효과적이다.

2) 내인성 착색

내인성 착색은 법랑질이나 상아질의 구조변화가 색상을 부자연스럽게 보이게 하는 것으로, 간단히 말하면 치질자체에 색상이 스며든 것 같은 것이다. 이 치관의 내부구조에 존재하는 변색 원인은 질병이나 외상 또는 약제의 부작용 등에 의한 것이나 영향을 받은 시기에서 두 가지 형으로 나누어 설명할 수 있다.

(1) 치아의 맹출 전에 영향을 받은 경우

이 경우 거의 치열전체에 변색이 일어난 것이 특징이다. 치아의 일부가 결함이 있는 법랑질이나 상아질의 형성부전증 또는 불소의 과잉섭취로 일어나는 불소 침착증도 내인성 변색의 한 예이다. 또한 일본에서 많이 볼 수 있는 테트라싸이클린계 변색은 소아기에 테트라싸이클린* 복용에 의한 변색이다. 그 변색이 아주 심할 경우에는 '미백'만으로는 색상개선이 어렵다. 또한 산모가 임신 후반기에 복용한 경우에도 같은 영향이 보여 분명이 약으로 인한 피해라고 할 수 있는 변색이다.

*테트라싸이클린계 항생물질의 생산은 1965~1970년이 절정이었다. 따라서 그 시기에 태아나 소아였던 연대에 편재하는 것이 특징이다.

(2) 치아의 맹출 후 영향을 받은 경우

이 경우는 그 특징으로써 대부분의 변색이 치열전체가 아니고 한 개의 치아에 국한된다. 치과재료도 변색의 원인이 되고, 아말감으로 대표되는 금속수복물의 성분*이 녹아 치질의 심부에 침입하면 착색인자가 된다. 또한 근관치료**는 치아를 보존하는 치료이나 발수행위도 변색의 요인이 된다. 기타 경로로 치아가 외상을 입으면 치수가 퇴행성 변화를 일으켜 변색한다.

*금속이온에 대한 미백효과는 없으며, 착색부분을 삭제하는 것 외에 대처방법이 없다.

**근관치료를 받은 치아의 경우에는 워킹 블리칭이 효과적이다.

3) 고령화

고령화에 따라 누런색이 두드러지나 병적 현상은 아니고, 나이가 듦에 따라 서서히 치아의 색상이 탁해지는 자연현상이다. 보석 장식품에 이용되고 있는 천연상아도 세월이 흐르면 희기가 없어진다. 인간의 상아질도 치수방향으로 두께가 늘어나는 등의 요인으로 색상이 탁하게 된다고 생각된다.

4) 선천성 변색

선천성 변색도 과거에는 자연스러운 것으로 문제가 되지 않았다. 이것도 병적인 작용이 아니고 피부색이나 머리의 색이 부자간에 닮는 것과 같이 유전자 안에 있는 정보가 강한 누런색의 원인이지만, 지금은 간단하게 치아에 손상 없이 미백으로 개선할 수 있는 경우이다.

그림 8-14~27. 변색치의 견본(증례 7~20)(베이스라인만 제시)

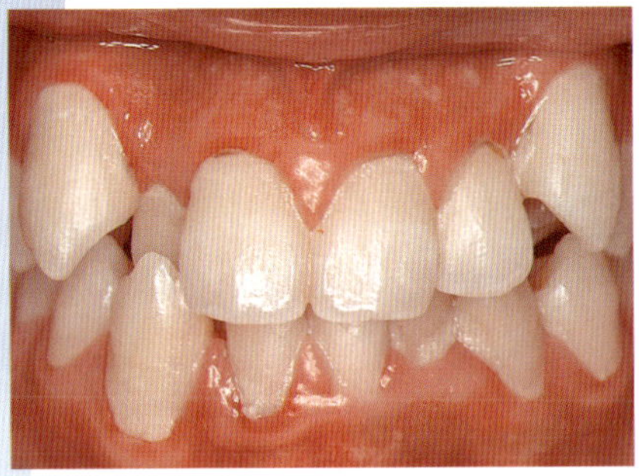

그림 8-14. 증례 7, 구강관리지식이 부족하기 때문에 치태나 얼룩 투성이다. **난이도: 용이.**

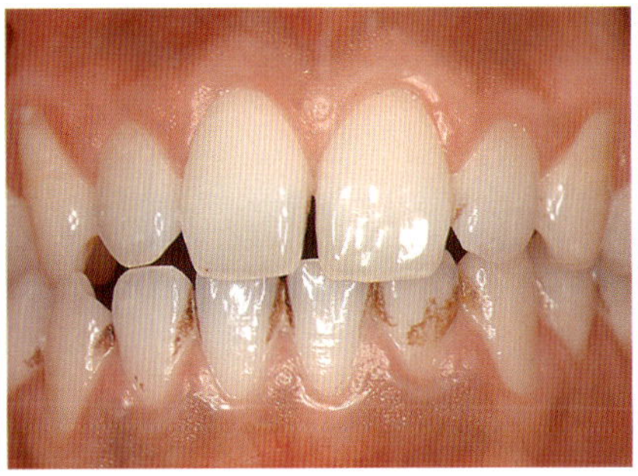

그림 8-15. 증례 8, 흡연으로 인한 니코틴 침착: 설측에 더 심한 착색이 보인다. **난이도:** 용이.

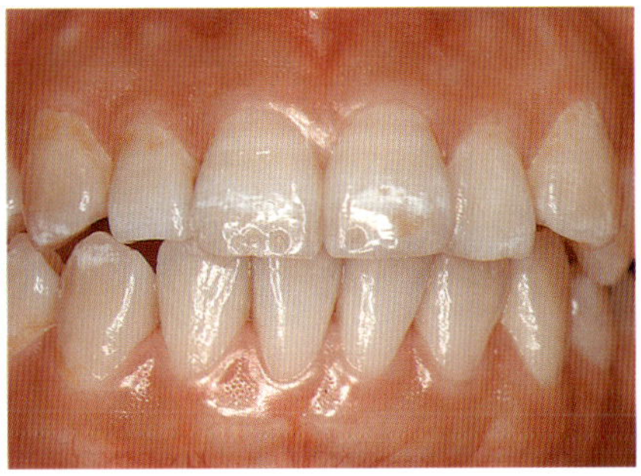

그림 8-16. 증례 9, 불소증에 의한 변색: **난이도: 착색은 쉽게 제거되지만, 하얀 반점은 잔존한다.**

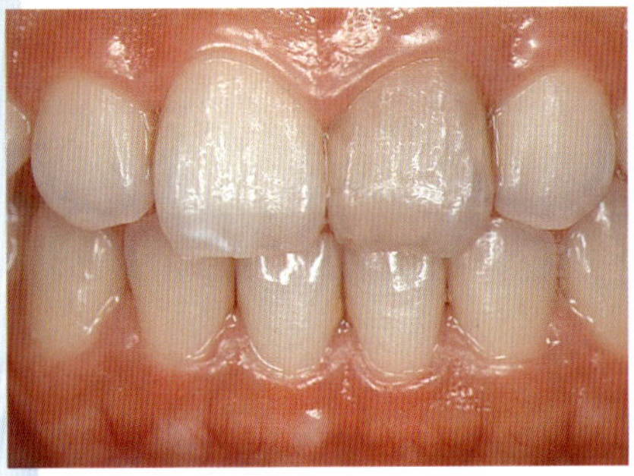

그림 8-17. 증례 10, 근관치료로 인한 변색: **난이도: 용이.**

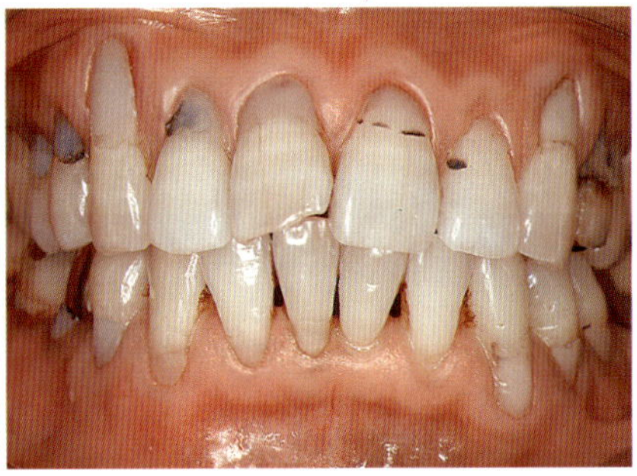

그림 8-18. 증례 11, 충전물 변연과 재료자체의 변색. 충전제 자체의 변색. 치경부의 낡은 아말감을 제거하지 않은 채 충전되어 색상이 어두워 보인다. **난이도: 미백 후 충전물을 모두 교환하지만 색을 맞추는 것이 과제이다.**

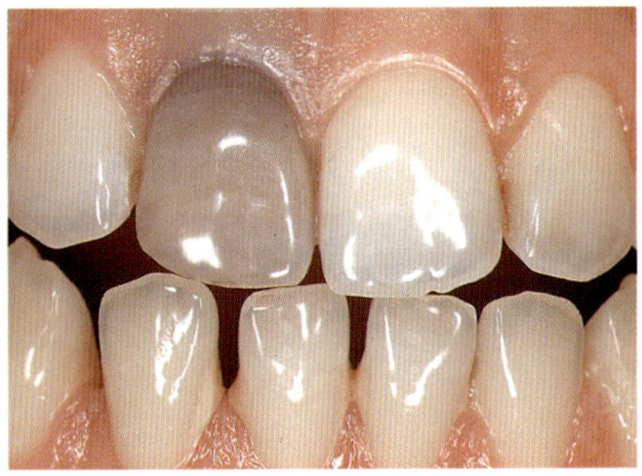

그림 8-19. 증례 12, 근관치료에 의한 변색. 치은이 얇아서 변색된 치근도 보인다. **난이도: 곤란하며 곧바로 재변색 된다.**

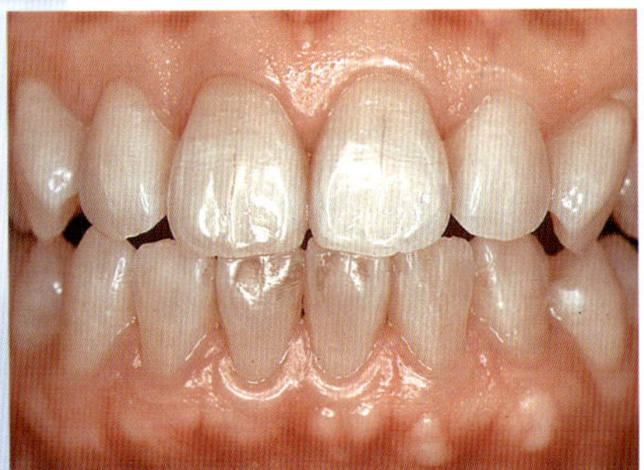

그림 8-20. 증례 13, 고령화에 따른 변색: **난이도: 용이.**

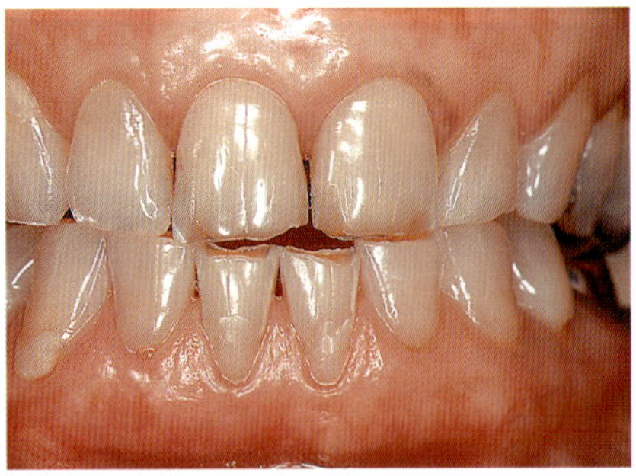

그림 8-21. 증례 14, 고령화에 의한 변색과 마모에 의한 치관의 변형: **난이도: 용이.**

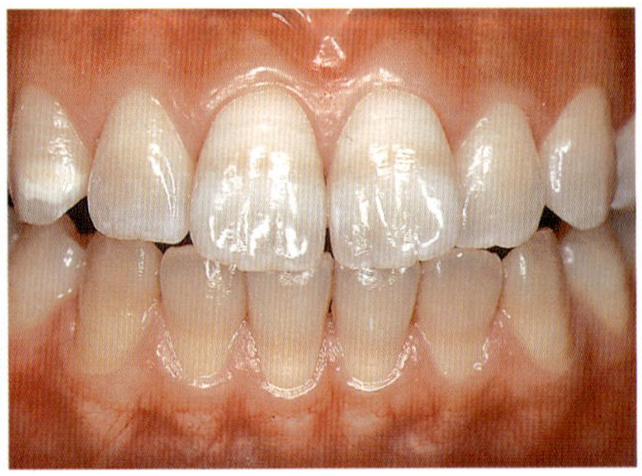

그림 8-22. 증례 15, 테트라싸이클린에 의한 변색(2도): **난이도: 자가미백으로 용이.**

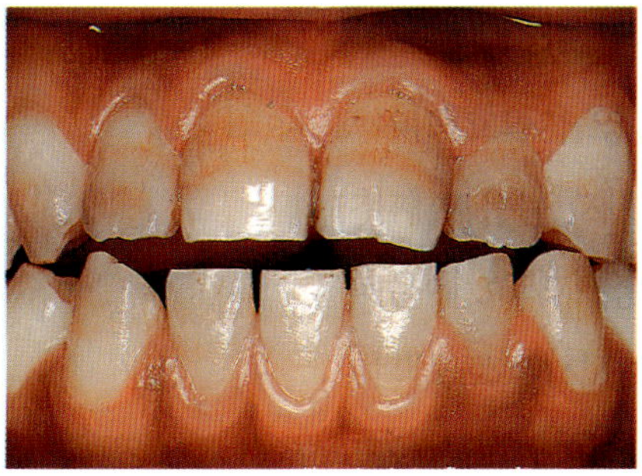

그림 8-23. 증례 16, 테트라싸이클린으로 인한 변색(3도): **난이도: 곤란.**

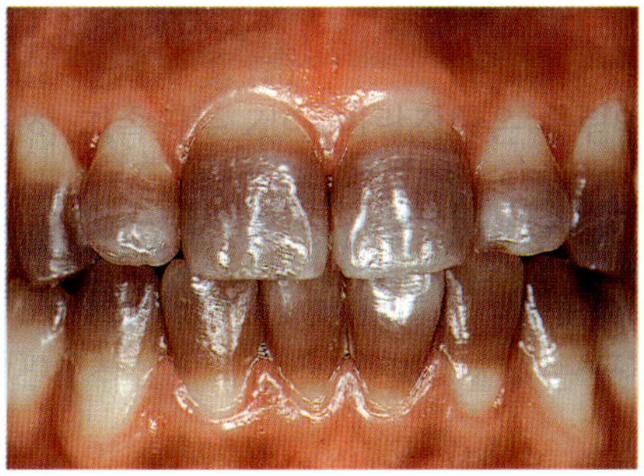

그림 8-24. 증례 17, 테트라싸이클린으로 인한 변색(4도): **난이도: 곤란.**

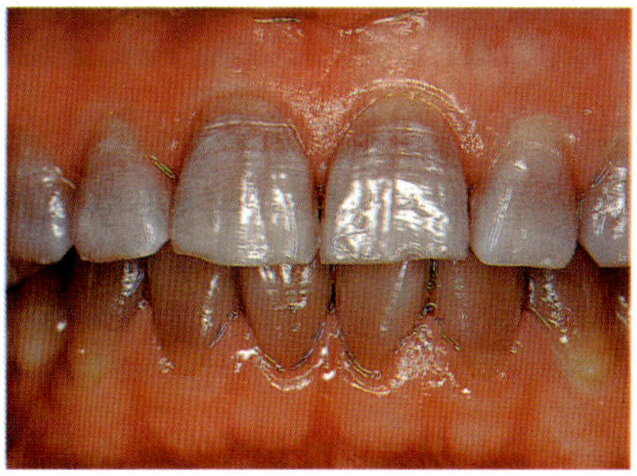

그림 8-25. 증례 18, 테트라싸이클린으로 인한 변색(4도): **난이도: 불가능.**

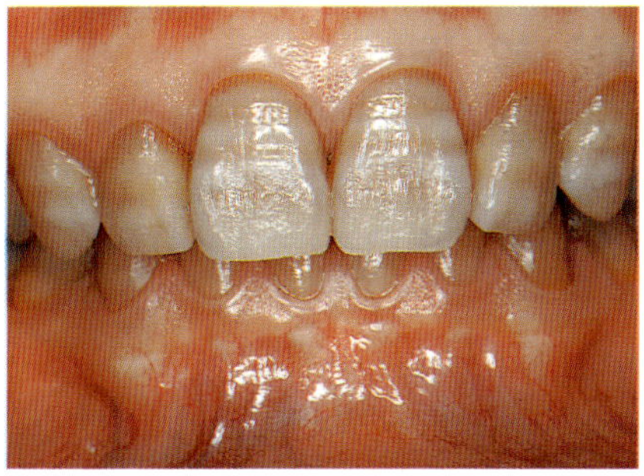

그림 8-26. 증례 19, 테트라싸이클린으로 인한 변색(4도): **난이도: 매우 곤란.**

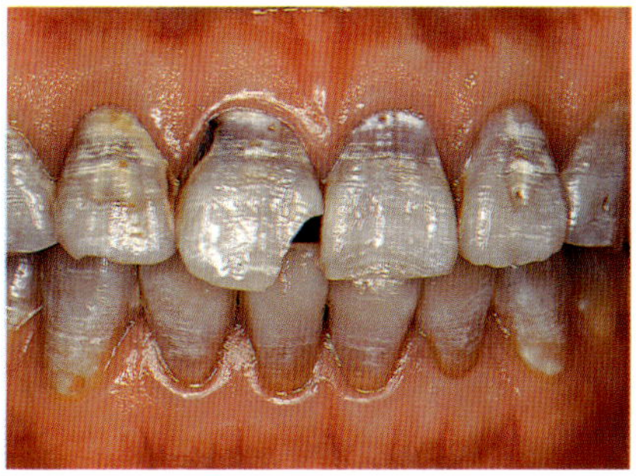

그림 8-27. 증례 20, 테트라싸이클린으로 인한 변색(4도): **난이도: 불가능.**

3. 성공의 열쇠

간단히 말하면 변색원인과 변색 정도 및 기대치를 고려하여 미백방법과 재료를 선택하는 것이 바람직스러운 결과를 얻는 열쇠이다. 그러기 위해서는 한 제품에 국한된 편협한 강연회나 소문을 믿지 말고 항상 바른 지식을 배우는 자세로 임한다.

1) 진료하는 입장에서 선택지를 생각한다

치아를 하얗게 하고 싶다고 요망하는 희망자가 내원하여 '치료방법은 맡기겠습니다. 최선의 결과를 얻을 수 있도록' 이라고 말하는 경우를 상상해 보자. 미백에서 최선의 결과를 요구 받았을 때 어떤 선택이 바람직한가를 미백의 역사를 통해서 검증해본다. 현재까지의 역사로부터 미국을 중심으로 한 각국에서 범용되고 있는 치료방법이 어떤 근거에 기초하고 있는가를 파악하는 것은 가능하다. '역사가 증명한다' 는 말이 있듯이 치과의료에도 이 원리가 통한다. 안전성, 편리성, 확실성 대 비용 효과 등 총체적으로 진료측과 환자측 쌍방에 큰 이득이 있는 제품이나 치료법안이 경쟁과 도태를 거듭하면서 살아남는다.

문헌을 고찰하면 미백의 역사는 1848년 Dwinelle 차아염소산 칼슘(표백가루), 같은 해의

Westcott의 차아염소산 나트륨에 의한 표백법에서 시작되나 변색에 확실히 대응할 수 있는 치료는 1963년 Nutting and Poe의 워킹 블리칭이 나올 때까지 115년의 시간이 걸렸다. 그러나 워킹 블리칭은 근관치료가 완료된 실활치를 대상으로 했으며, 생활치를 대상으로 할 경우에는 적용되지 않았다. 그래서 약 140년 후인 1989년 Van Haywood & Harald Haymann이 자가미백법을 발표하여 생활치를 대상으로 한 유효하고 안전한 자가미백을 할 수 있게 되었다(White & Brite: Omnii International).

이 시점에서는 치료효과 만에 주안점을 두었으나 1991년 Joshua Friedman이 개발한 치료시간을 단축시키는 전문가미백제(하이라이트: 마쓰가세)가 등장하여 미백방법의 흐름은 명확하게 두 가지로 갈라진다. 하나는 '환자 자신이 참여하는 치료방법' 과 전문가미백이다. 전문가미백으로 치료시간이 조금 단축되었지만, 세상만사처럼 하나의 과제가 해결되면 다른 과제가 기다리고 있어 '지각과민의 억제', '치료기간의 단축화', '효과의 향상' 등이 전문가미백과 자가미백의 공통된 과제로 부상했다. 그래서, 1995년 David Yarborough에 의한 아르곤 레이저와 CO_2 레이서를 병용한 이른바 레이저 미백(Brite Smile)이 발표되었으나 단명으로 끝났으며, 그 외에도 여러 가지 전문가미백 제품이 발매되었으나 압도적인 지지를 받지 못하는 것 같다.

이러한 흐름 속에서 확실하게 정착한 것이 자가미백방법이다. 덧붙여 말하면, 1995년 Clinical Research Associates의 조사에 의하면 미국 치과의사의 66%가 자가미백을 채용, 1999년 Dental Products Report 조사에서는 그것이 90%까지 상승하였으며, 정보원이 확실하지 않아 참고용이지만 2002년에는 99%에 달했다고 한다. 또한 최신의 자가미백 제품에는 중성불화나트륨이나 초산칼륨을 첨가하여 온냉에 대한 지각과민의 발생 자체를 억제하는 등 환자의 불평이 없도록 개량이 진행되고 있다. 이 데이터에서 자가미백에는 진료측과 환자측 양쪽에 수많은 장점이 있음이 분명하며 흔들림 없이 최선의 선택을 할 것을 권한다.

2) 희망자를 선택으로 이끄는 정보

희망자의 목적과 요구도 그리고 시간의 여유도 환자마다 다르다. 이러한 요구에 부응할 수 있도록 잘 듣고 그 결과에 기초한 적절한 방법을 조언하는 것이 필요하나, 최종적으로는 본인이 선택하도록 하는 것이 바람직한 자세이다. 그러기 위해서는 미백에 관한 여러 가지 정보를 희망자에게 제공하지 않으면 안 된다. 그 기본적 사항으로서 미백에는 '자가미백' 과 '전문가미백' 이 있다는 것과 또 일반론으로 '어느 것이 좋은가' 도 이야기 할 필요가 있다. 또한 진료측에 의무와 책임이 있듯이 희망자 측에도 같은 의무와 책임이 있어 서로의 입장을 존중하는 것이 좋은 결과를 가져온다는 것을 이해하도록 하면 좋을 것이다.

(1) 자가미백

탈렌트, 모델, 아나운서, 승무원 등 주목도가 높은 직업을 가진 사람들에게 권한다.

자가미백은 미백제와 맞춤형 장치를 사용하는 단순한 치료법으로 효과는 희망자의 '의욕과 실행력' 에 거의 정비례한다. 치아나 입술의 점막조직에 부드러운 약재를 쓰기 때문에 2~3주간 정도의 기간이 소요되며, 장치 장착 시간은 하루에 30분~8시간 정도(미백제에 따라 다르다)이다. 현재로서는 최상의 결과를 얻을 수 있는 방법이며, 구강내의 모든 자연치가 미백의 대상이 된다. 더욱이, 투명감 있는 자연에 가까운 색상으로 위화감 없는 하얀색*을 얻을 수 있다. 또한 하얗게 되는 한계점이 전문가미백을 크게 상회하고 있어 '하얗고 아름다운 치아' 를 얻는 최상의 방법이다(표 8-2).

* 소수의 증례에서는 하얀 반점을 동반하는 결과가 되는 경우도 있다.

표 8-2. 자가미백의 장점과 단점

	'자가미백' 의 장점
1	치료기기를 구입하지 않고 개시할 수 있다.
2	구강내의 모든 자연치가 미백 대상이 된다.
3	자연치에 가까운 밝은 색상으로 개선된다.
4	최소한의 부담으로 치료 받을 수 있다.
5	진료시간이 절약되어 경영효율은 최고이다.
6	고농도의 과산화수소를 함유하지 않아 안전성이 뛰어나다.
7	색상개선만을 위한 보철치료가 불필요하다.
8	치주조직에 대한 영향이 적다.
9	이차 우식을 유발하지 않는다.
10	간단하게 반복 치료된다(유지관리).
11	보철치료와 비교하여 환자의 경제적 부담이 적다.
12	치질을 삭제하지 않고 색상, 명도가 개선된다.
	'자가미백' 의 단점
1	미백과정의 직접 감시가 불가능하다.
2	즉효성이 없다.
3	대상자 자신의 실행(의사 지시에 다른)에 정확함이 요구된다.
4	약제, 장치에 대한 위화감으로 실행 불가능한 경우도 있다.
5	지각과민이 일어날 확률이 높다(상악<하악).

* 빨간색 번호는 '자가미백' 에만 한정된다.
Ryuichi Kondo. 알았다! 할 수 있다! 자가미백. Ishiyaky 출판사, 2000.

그림 8-28~31. (증례 21) 베이스라인으로 자가미백 완료 후 6개월간 관찰한 증례

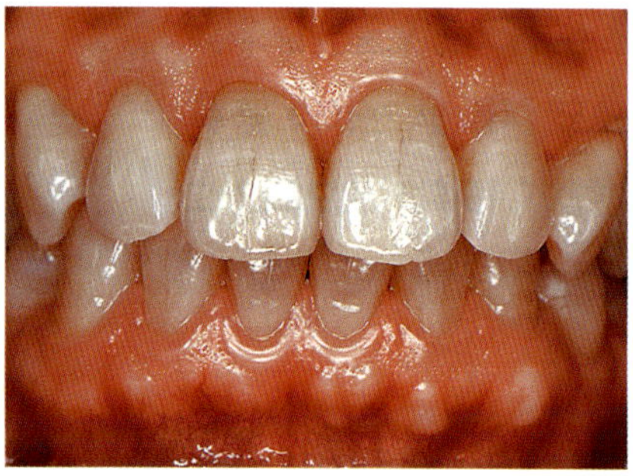

그림 8-28. 고령화에 따른 변색: 베이스라인.

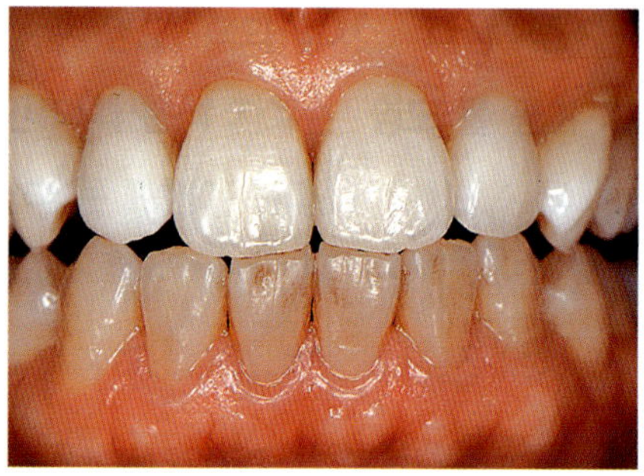

그림 8-29. 상악부터 자가미백 시작.

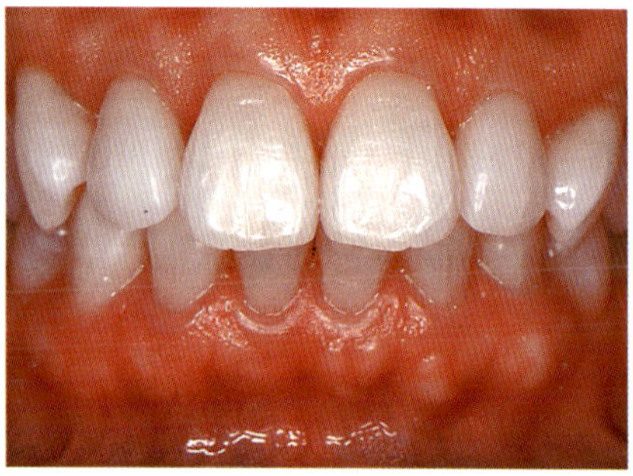

그림 8-30. 자가미백 완료 직후.

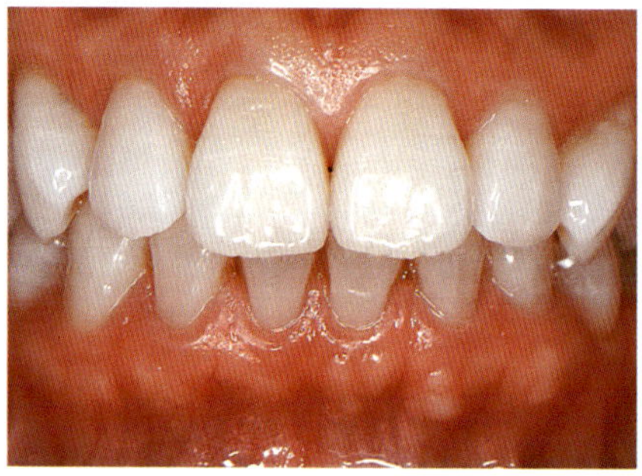

그림 8-31. 6개월 후 재내원 시의 상태: 자가미백에 재변색이 조금 있다.

그림 8-32~36. (증례 22) 베이스라인으로 자가미백 완료 후 12개월간 관찰한 증례

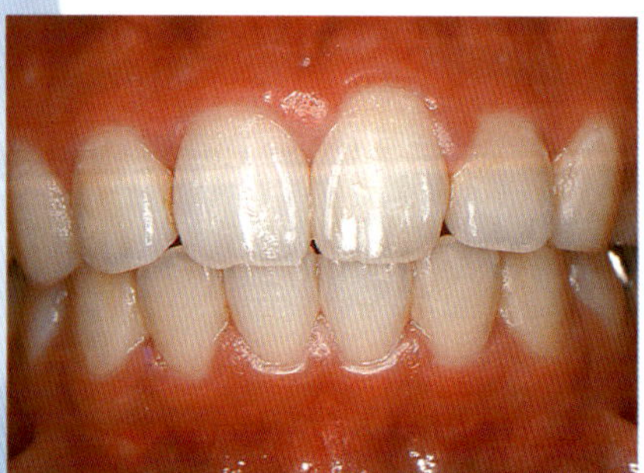

그림 8-32. 심미성 향상이란 현대적 요망을 위한 자가미백: 베이스라인.

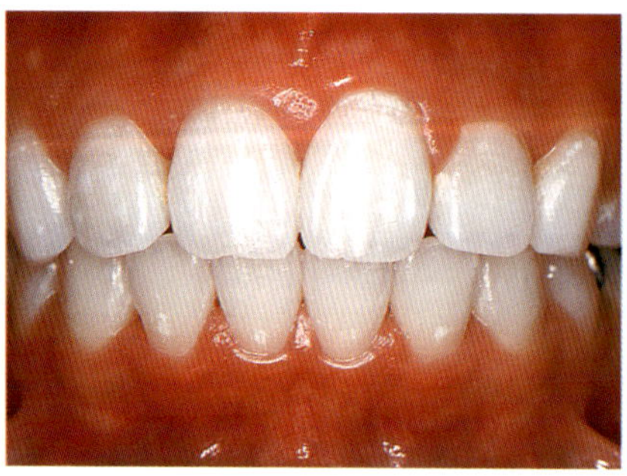

그림 8-33. 14일간 사용 완료후의 효과는 놀랍다: 14회의 장치 사용으로 얻은 최선의 결과이지만 일반적으로 더 오래 걸린다.

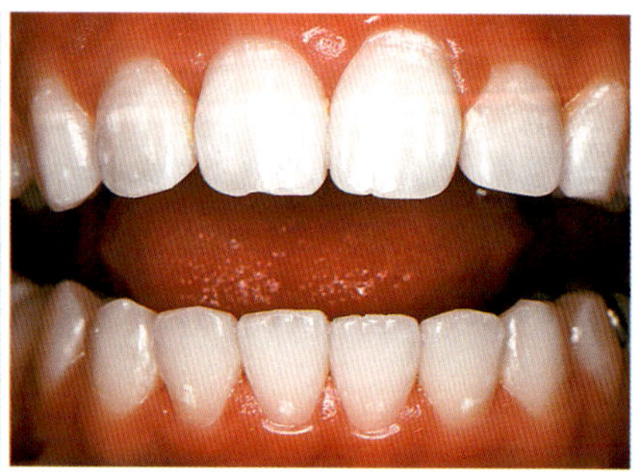

그림 8-34. 입을 벌려도 거의 균등하게 미백되었음을 알 수 있다: 6개의 전치만을 미백했다면 이렇게 아름다울 수 있을까!

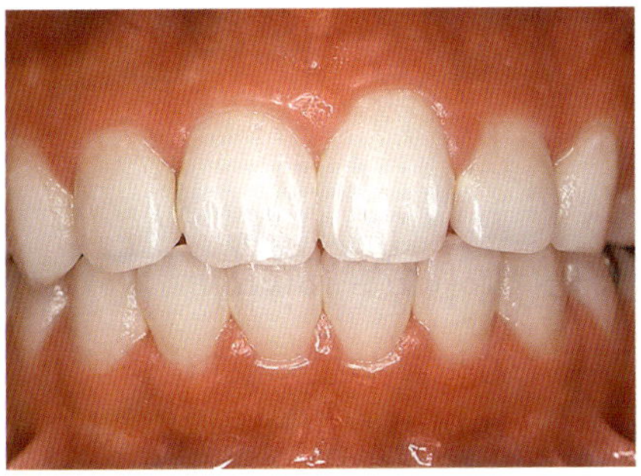

그림 8-35. 6개월 후 재내원 시의 상태: 직후의 반점도 없어지고 재변색도 거의 없다.

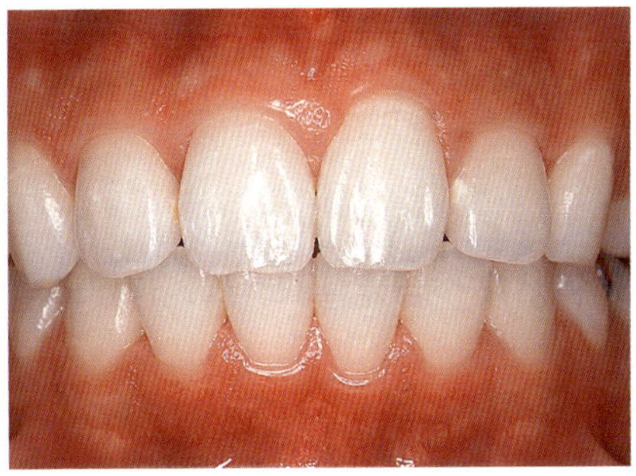

그림 8-36. 12개월 후 재내원 시 상태: 터치업과 유지관리로 완벽한 상태 유지.

(2) 전문가미백

수일 후 결혼 피로연이 있다. 혹은 내일까지 어떻게든 치아를 하얗게 하고 싶다 등 시간을 끌 수 없는 경우에 권한다.

전문가미백은 즉효성, 즉 한번의 내원으로 '어느 정도의 밝기'를 얻을 수 있는 것이 가장 큰 특징이며, 일반적인 치과치료와 같이 앉아만 있으면 2~3시간 후에 치료가 완료되는 미백이다. 또한 '자가미백용 장치를 장착하면 기분이 나쁘다', '빨리 하얗게 되지 않으면 안 된다'라는 경우에 이용될 수 있다. 언뜻 최상의 치료라는 인상을 주나, 단시간에 얻은 미백효과는 재변색되기 쉽고 높은 만족도를 얻을 수 있는 방법은 아니다*. 또한 치아의 표층만이 하얗게 되어 부자연스럽게 보일 수 있는 단점이 있다. 미백전과 비교하여 단순히 '하얗기만 하면 된다'는 형의 사람이나 기다리는 것이 싫어서 즉효성을 중시하는 형의 사람에게는 이용가치가 있다.

*색상이 탁한 변색치를 전문가미백으로 개선할 경우에는 통원횟수를 늘려서 반복한다.

그림 8-37~47. (증례 23) 베이스라인으로 전문가미백 후 6개월간 관찰한 증례

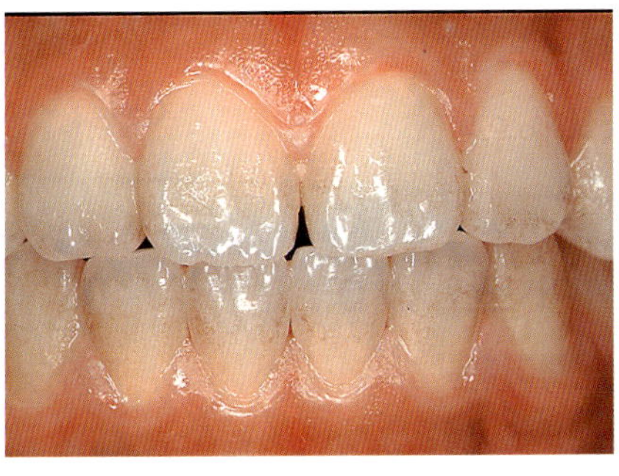

그림 8-37. 외인성 착색의 변색치: 베이스라인.

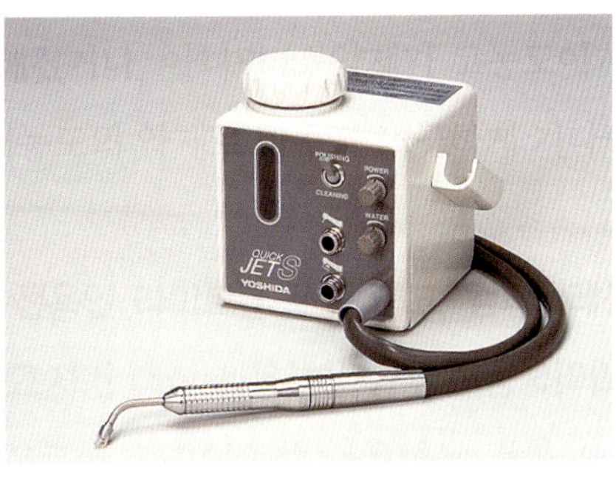

그림 8-38. 외인성 착색을 제거하기 위한 '치면청소기'.

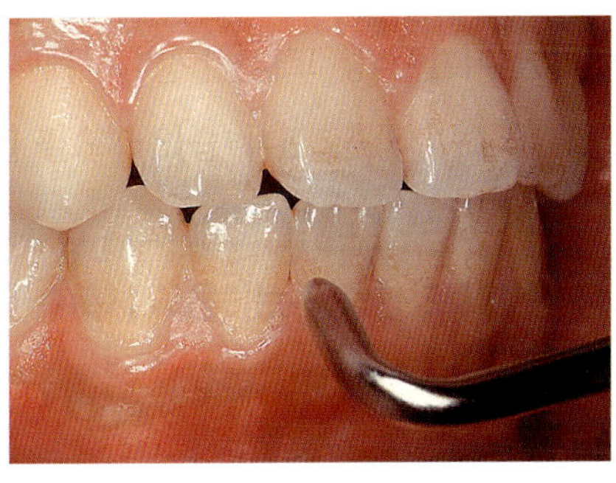

그림 8-39. 치면의 착색을 제거함으로써 미백효과가 높아진다.

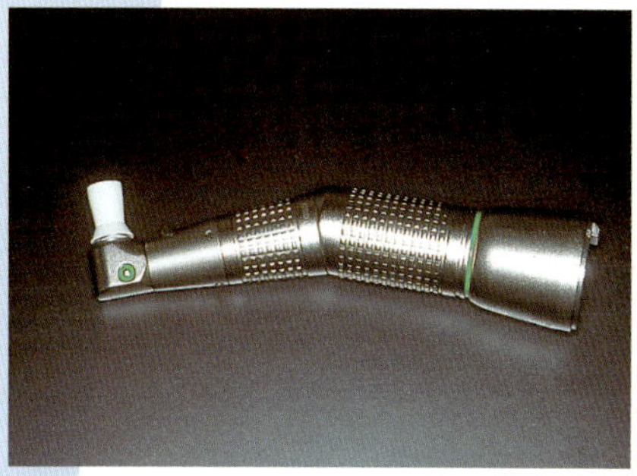

그림 8-40. PMTC용 기재.

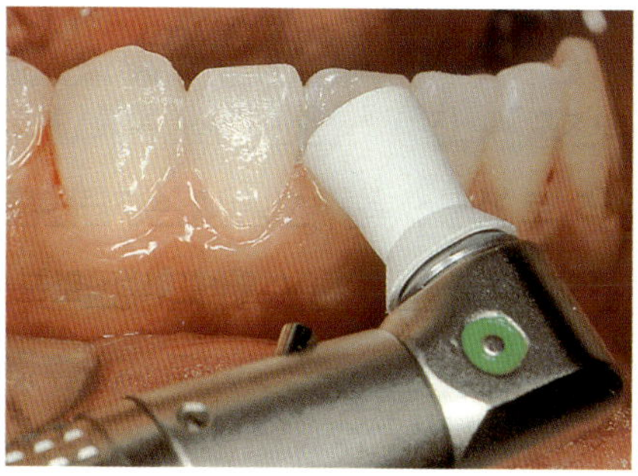

그림 8-41. 치면을 부드럽게 손질한다.

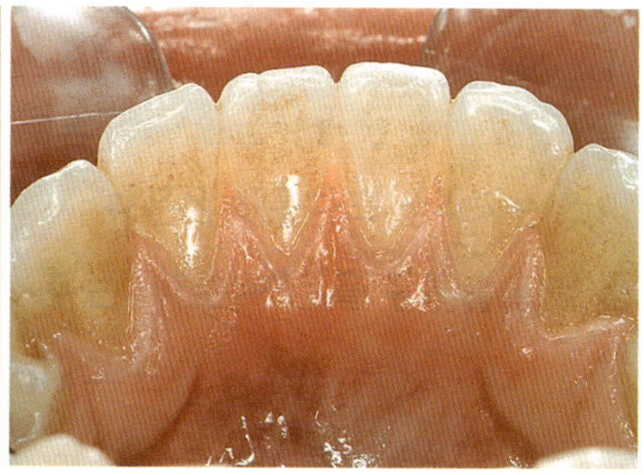

그림 8-42. 설측면의 얼룩도 제거해야 한다.

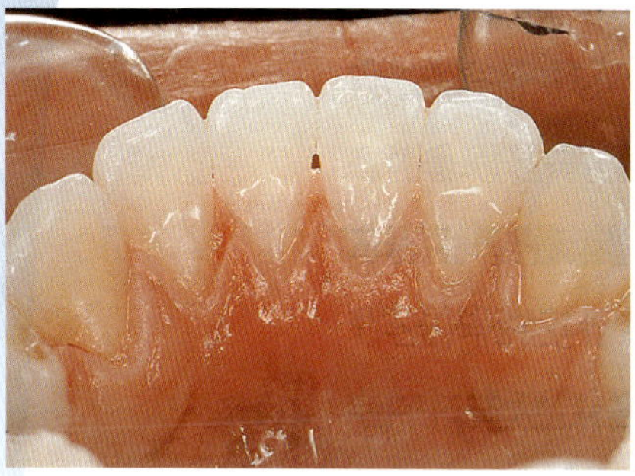

그림 8-43. 순측에서 설측면의 얼룩이 비쳐 보이는 경우가 있으므로 소홀히 하지 않는다.

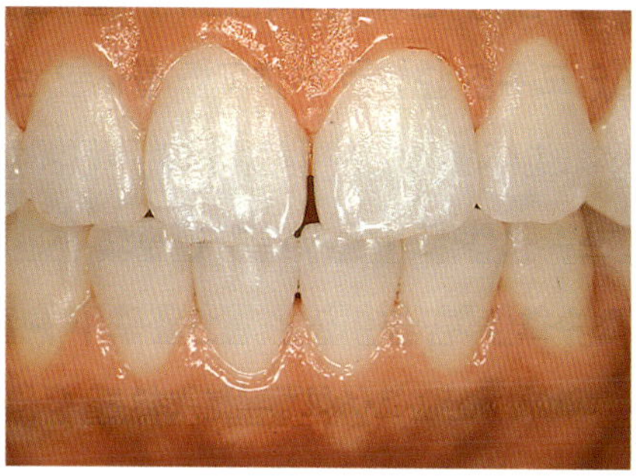

그림 8-44. 외인성 착색만을 제거해도 심미성이 향상된다.

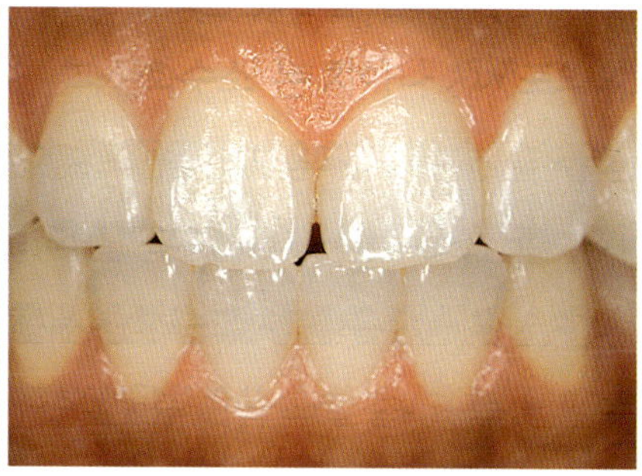

그림 8-45. 전문가미백 완료 직후.

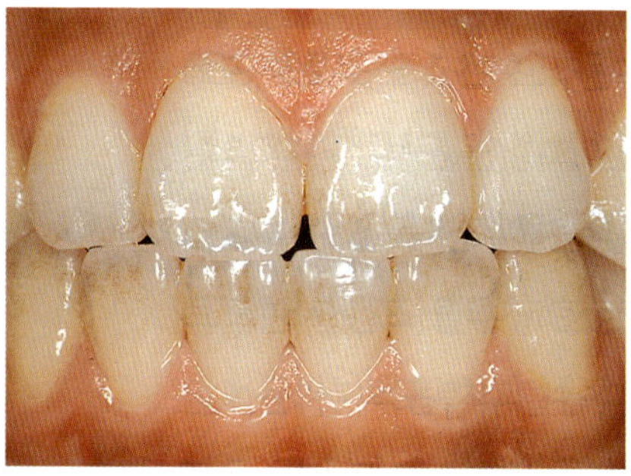

그림 8-46. 1개월 후 재내원시 상태: 기호품 등을 삼가하지 않았기 때문에 재변색이 일어났다.

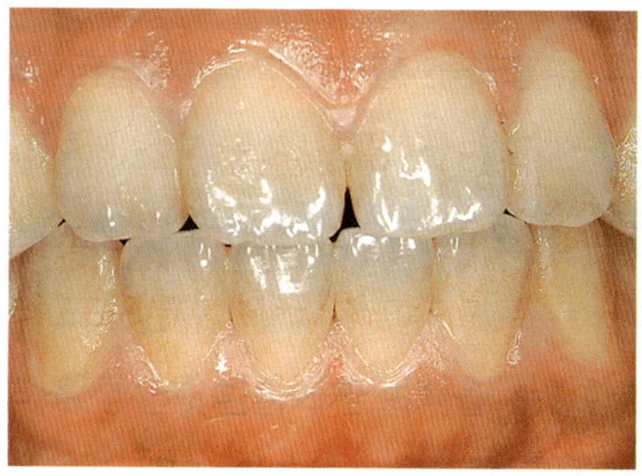

그림 8-47. 6개월 후 재내원시 상태: 외인성 착색이 두드러질 뿐 아니라 전문가미백은 재변색이 빠름을 알 수 있다.

(3) 레이저 미백

레이저를 이용한 미백이 주목 받은 적이 있었다. 또한 프라즈마 아크나 메탈 하이라이트라는 귀에 익지 않은 미백용 기재도 화제가 되었다. '이전에는 어떤 에너지를 이용하면 미백제가 활성화되어 좋은 결과를 얻을 수 있다' 고 해석되어 있었기 때문이다. 그러나 이름 높은 연구기관 CRA가 미백용 기계를 사용한 경우와 사용하지 않은 경우를 비교한 보고서를 발표하고 레이저 미백의 영향이 '마치 마법에 건 것처럼 미백이 될 듯' 한 기분을 줄 뿐이라는 결론*을 내렸다. 책상 위의 실험과 구강내의 실제는 크게 차이가 있으며, 또 아르곤 레이저 이외의 레이저 기기는 열을 발생하기 때문에 효과가 없을 뿐 아니라 치아에 손상을 줄 위험성이 있다는 경고도 있다.**

* 현재로써는 이러한 에너지의 촉진 작용보다는 약제 자체의 작용만으로 효과가 있다고 해석되어 있다.

** 아크 레이저나 CO_2 레이저가 해당된다.

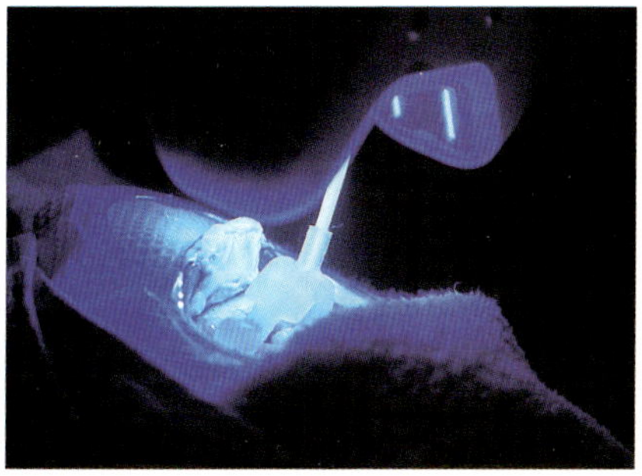

그림 8-48. 환상적인 파란빛이(레이저 광) 어떻게든 효과가 있어 보인다.

3) 환자측에 대한 최종 조언

최선의 미백: '투명감 있는 맑은 치아', 더욱이 '빛나는 듯 아름다운 치아'를 바란다면 주저할 것 없이 자가미백을 선택할 것을 조언한다. '부드러운 미백제에 느긋하게' 라고 하면서, 궁극의 아름다움은 시간을 들여서 손에 잡는 것이라고 가르치고 싶다.

미백의 목적은 하얗게만 되면 좋은 것이 아니고, 영어로 'TOILET BOWL WHITE'로 표현되는 '탁한 흰색'이 되면 미적 감각을 잃은 입모습이 될 뿐이다. 아름답고 하얗게 하는 요점은 '자연스런 투명감'이며 투명도의 유무가 중요한 요소가 된다. 강한 미백제로 단시간에 하얗게 하려고 하면 치아에 상당히 강한 스트레스를 주기 때문에 '탁한 흰색'이 되기 쉽다. 진료하는 입장에 서려면 이 점을 이해해야 하며, 절대 잊어서는 안 될 일이다.

그림 8-49~88. (증례 24~43) 술전, 술후 비교 증례집

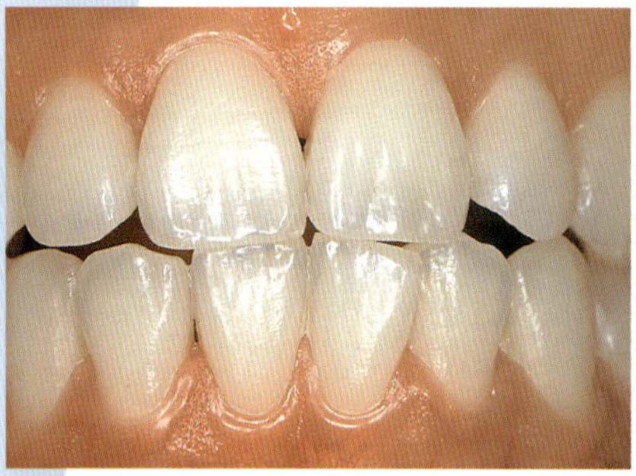
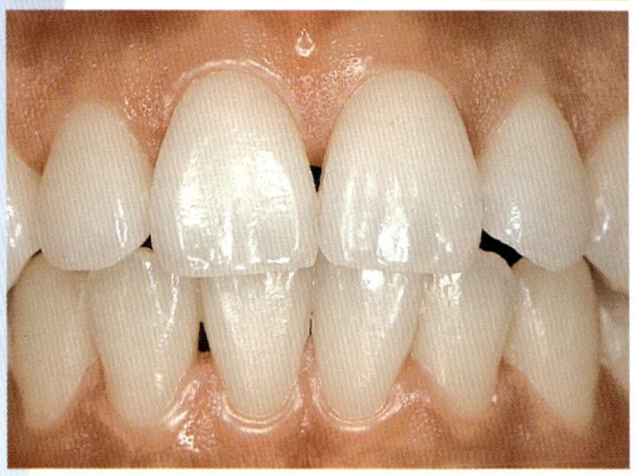

그림 8-49. 증례 24, 심미성을 높이고 싶다는 희망 No.1: 베이스라인.
그림 8-50. 미백 후.

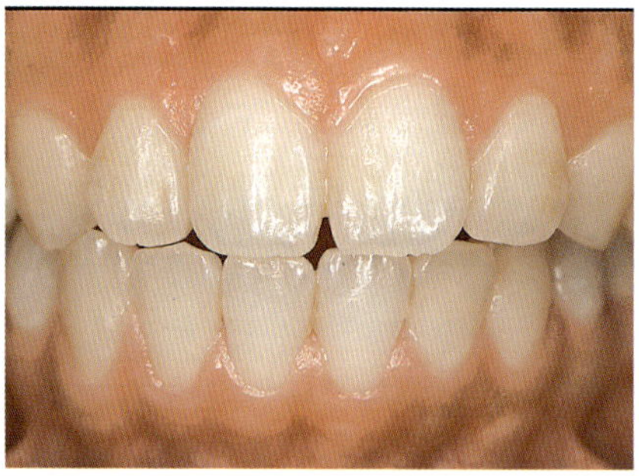
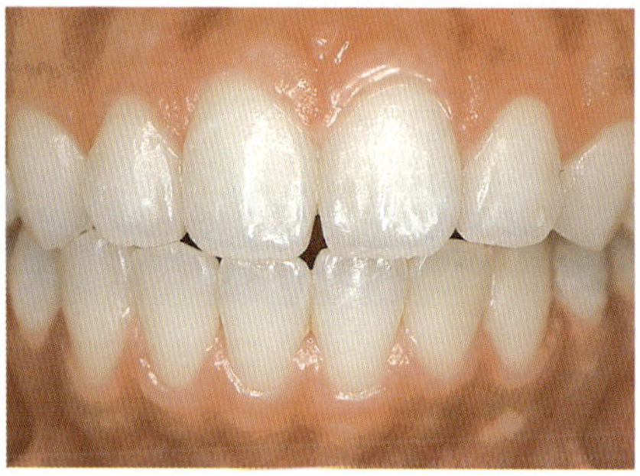

그림 8-51. 증례 25, 심미성을 높이고 싶다는 희망 No.2: 베이스라인.
그림 8-52. 미백 후.

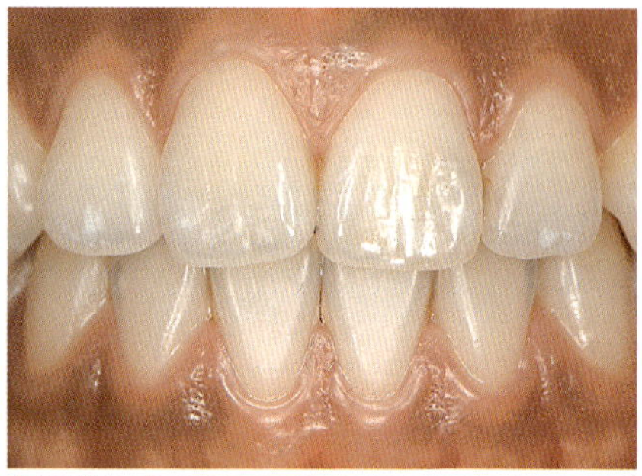
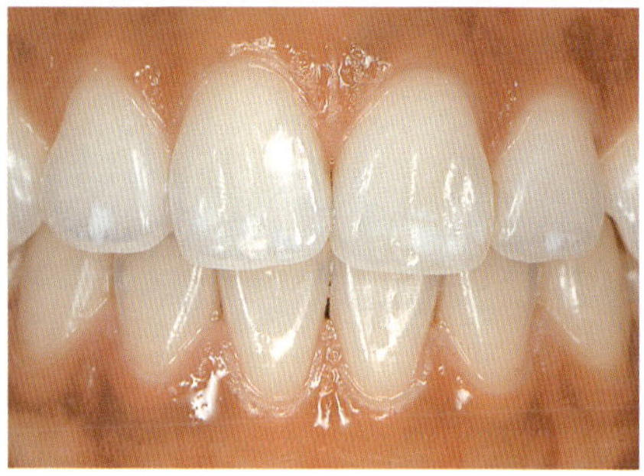

그림 8-53. 증례 26, 심미성을 높이고 싶다는 희망 No.3: 베이스라인.
그림 8-54. 미백 후.

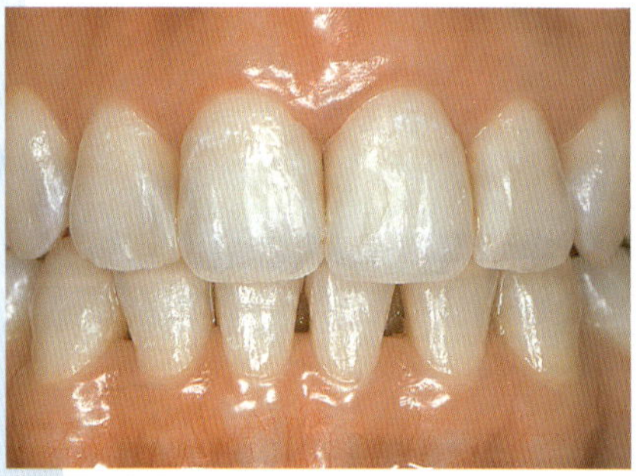
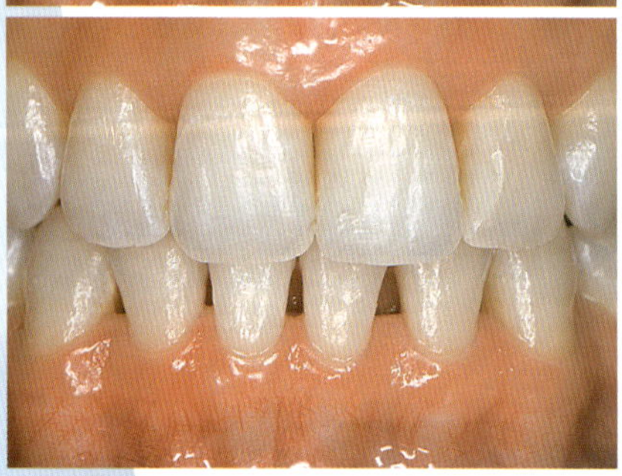

그림 8-55. 증례 27, 심미성을 높이고 싶다는 희망 No.4: 베이스라인.
그림 8-56. 미백 후.

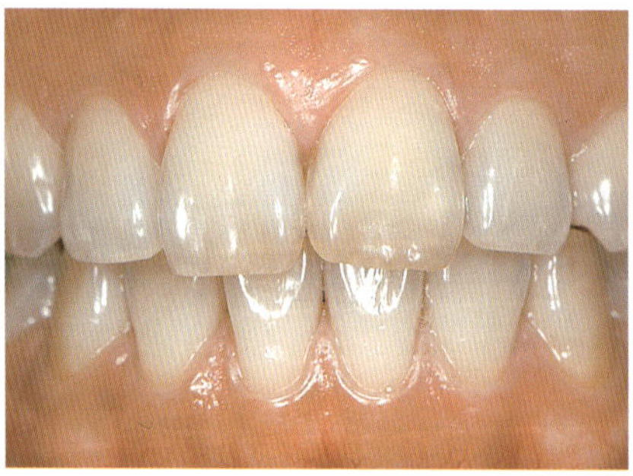
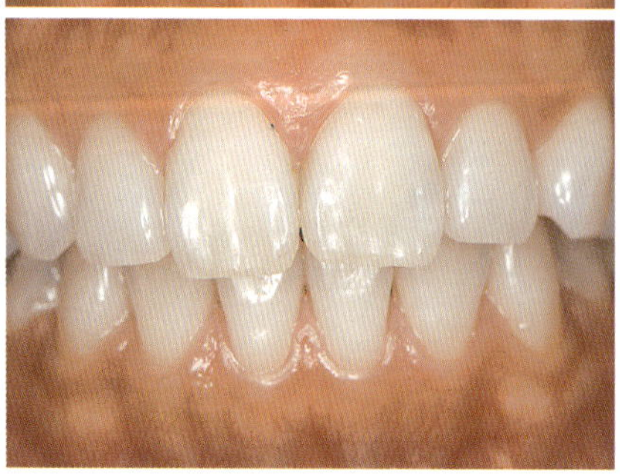

그림 8-57. 증례 28, 외인성 착색과 강한 누런색 No.1: 베이스라인.
그림 8-58. 미백 후.

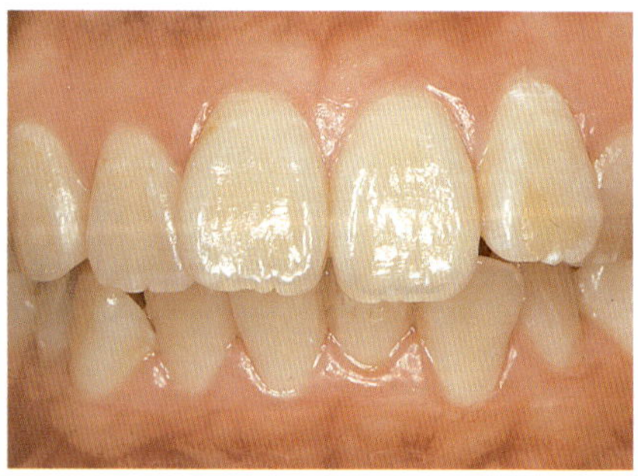
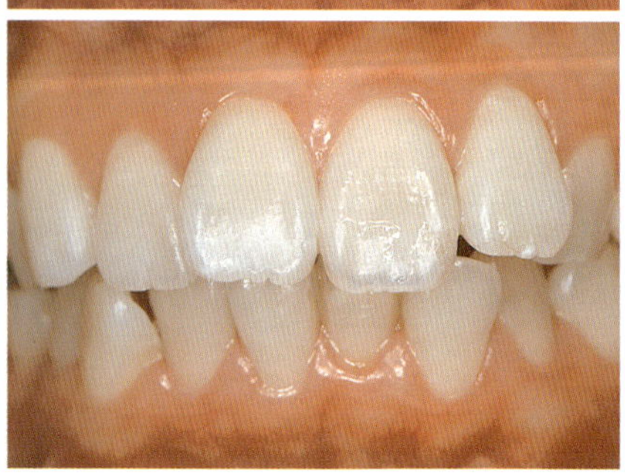

그림 8-59. 증례 29, 외인성 착색과 강한 누런색 No.2: 베이스라인.
그림 8-60. 미백 후.

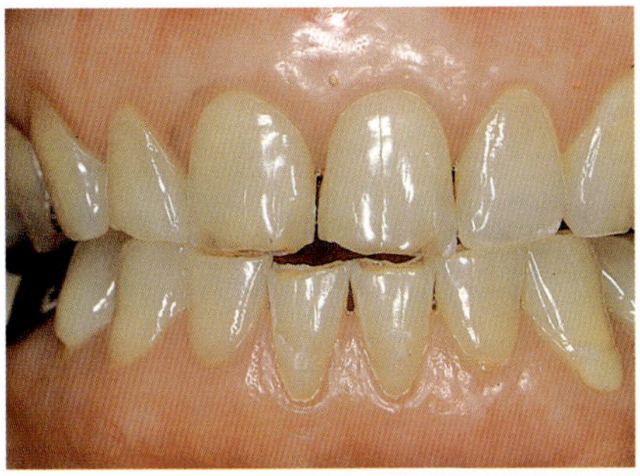
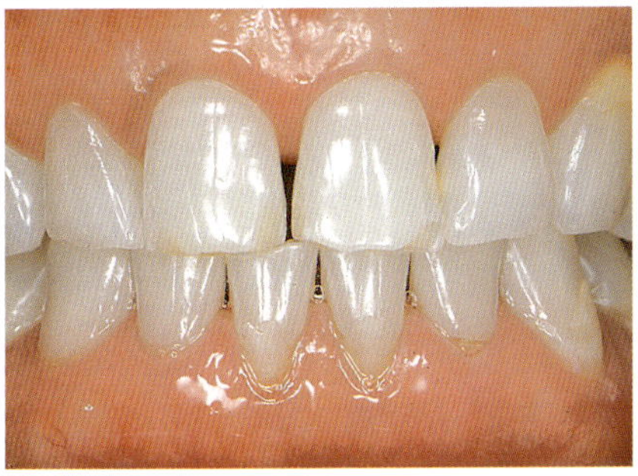

그림 8-61. 증례 30, 고령화에 의한 변색: 베이스라인.
그림 8-62. 미백 후.

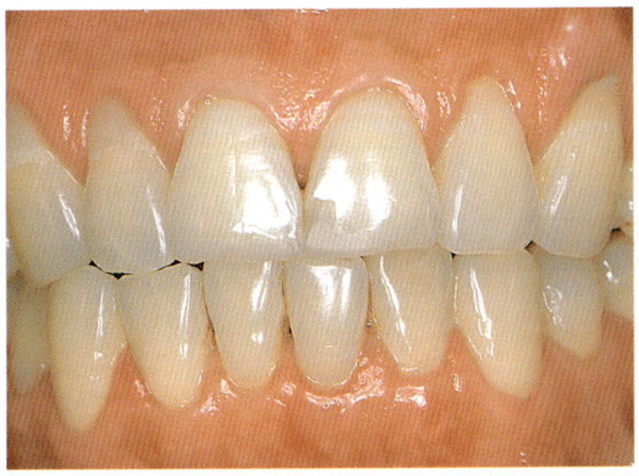
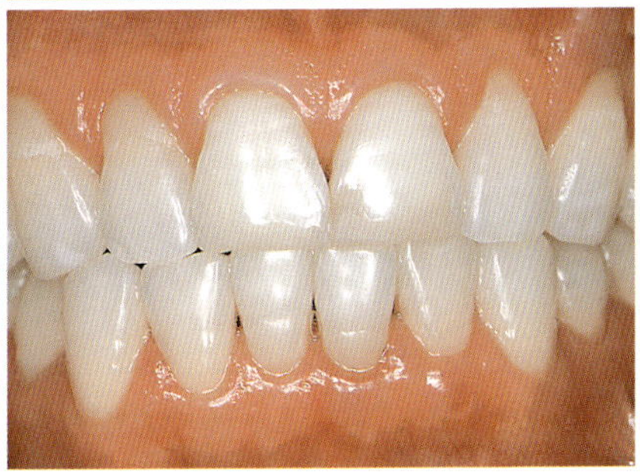

그림 8-63. 증례 31, 선천성 변색: 베이스라인.
그림 8-64. 미백 후.

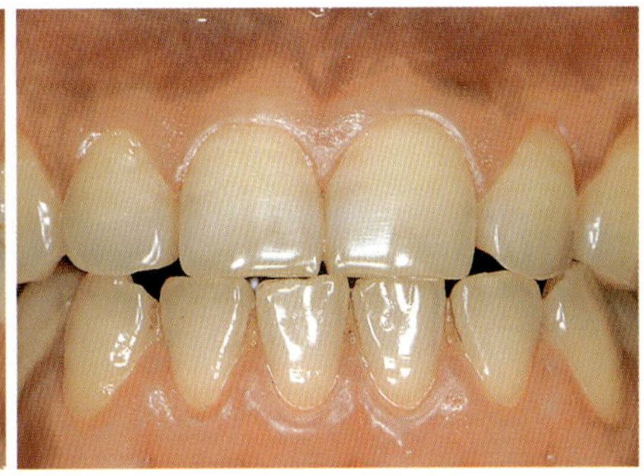
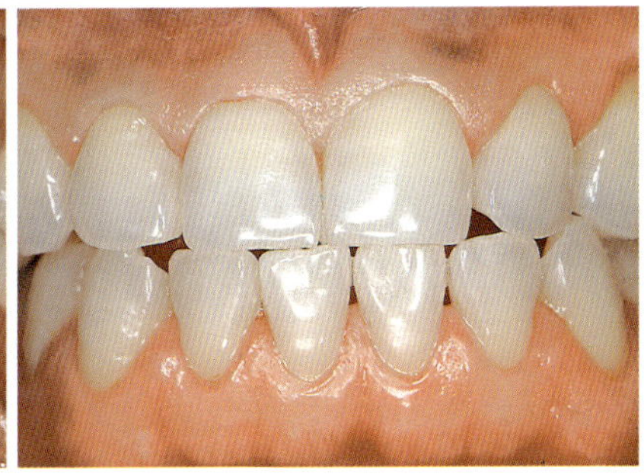

그림 8-65. 증례 32, 선천성 변색: 베이스라인.
그림 8-66. 미백 후.

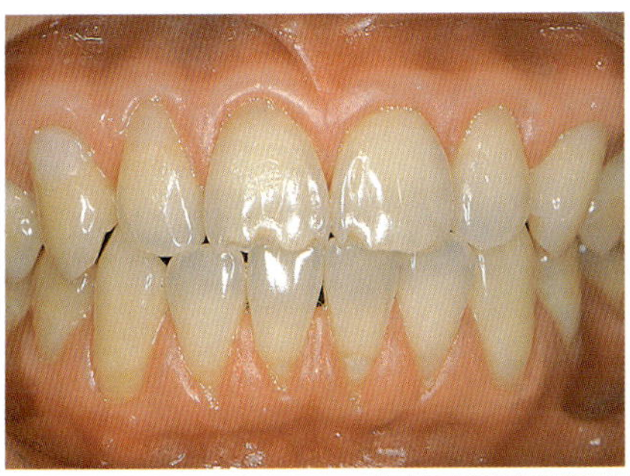
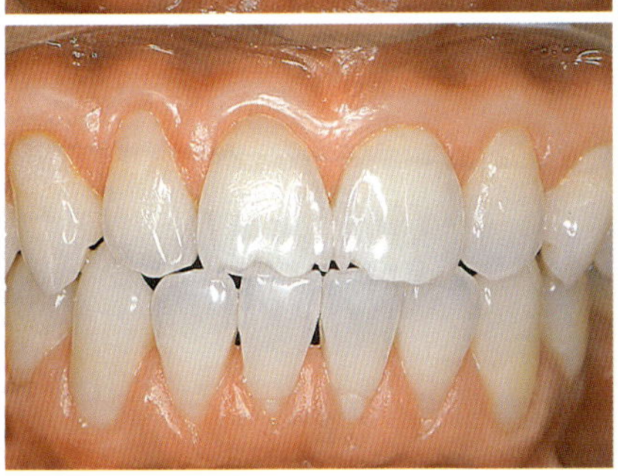

그림 8-67. 증례 33, 선천성 변색과 고령화에 따른 변색: 베이스라인.
그림 8-68. 미백 후.

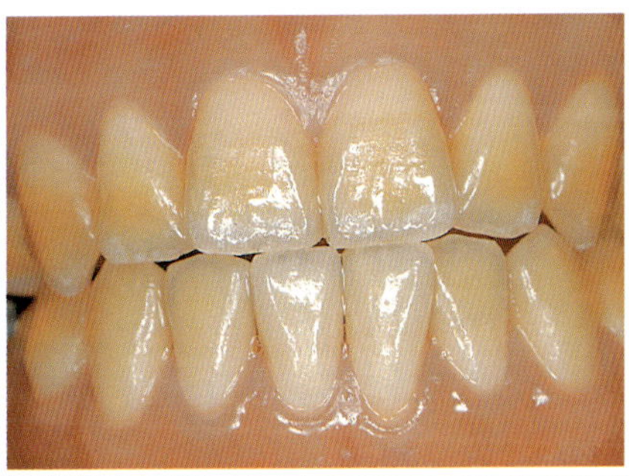
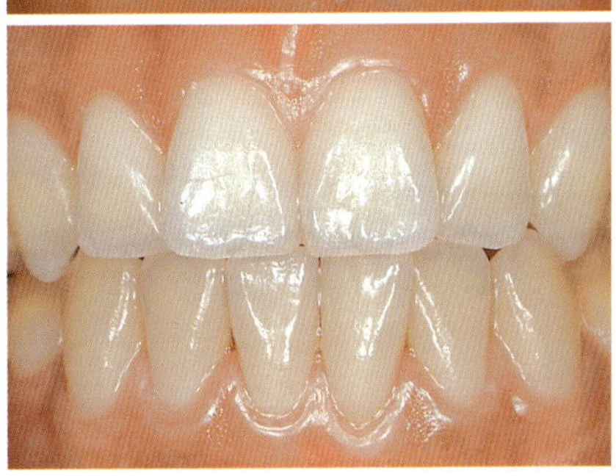

그림 8-69. 증례 34, 선천성 변색과 약제의 영향으로 생각됨: 베이스라인.
그림 8-70. 미백 후.

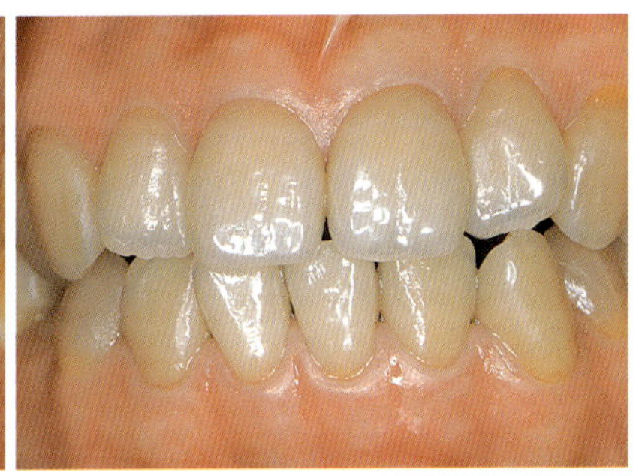
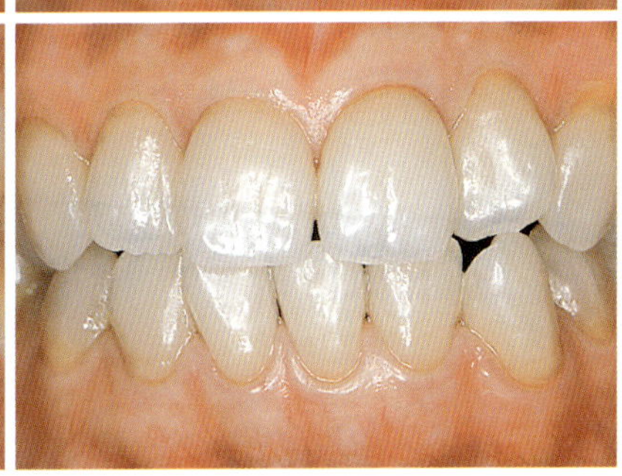

그림 8-71. 증례 35, 테트라싸이클린으로 인한 변색 No.1: 베이스라인.
그림 8-72. 미백 후.

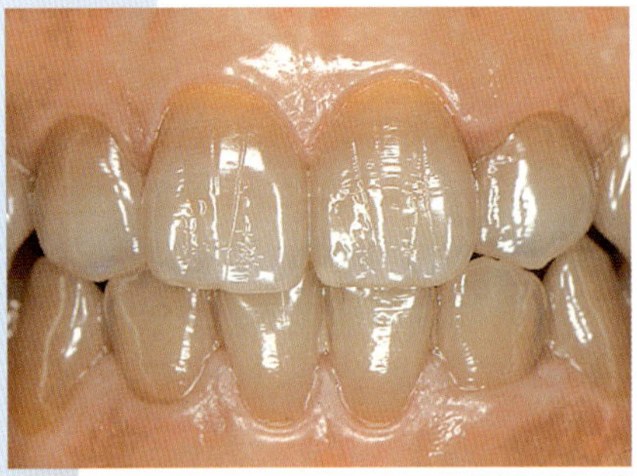
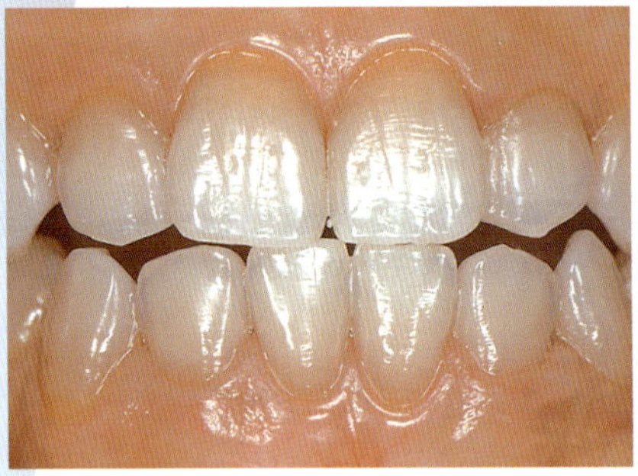

그림 8-73. 증례 36, 테트라싸이클린으로 인한 변색 No.2: 베이스라인.
그림 8-74. 미백 후.

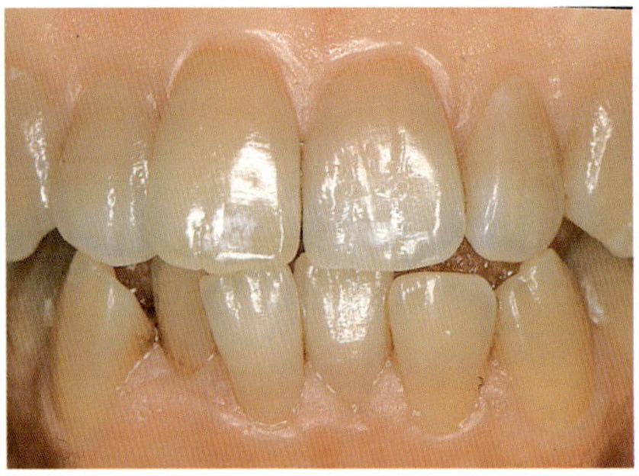
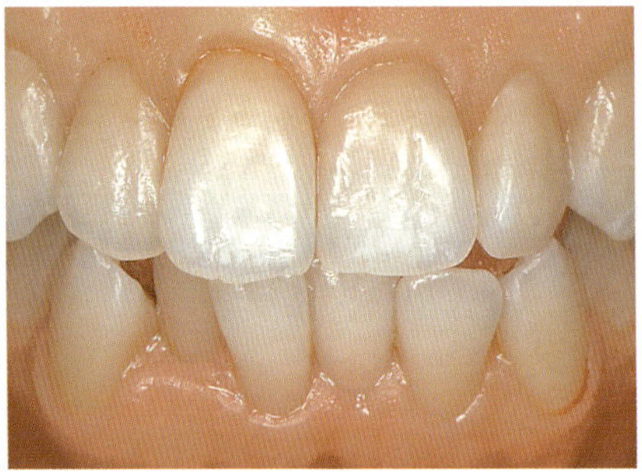

그림 8-75. 증례 37, 테트라싸이클린으로 인한 변색 No.3: 베이스라인.
그림 8-76. 미백 후.

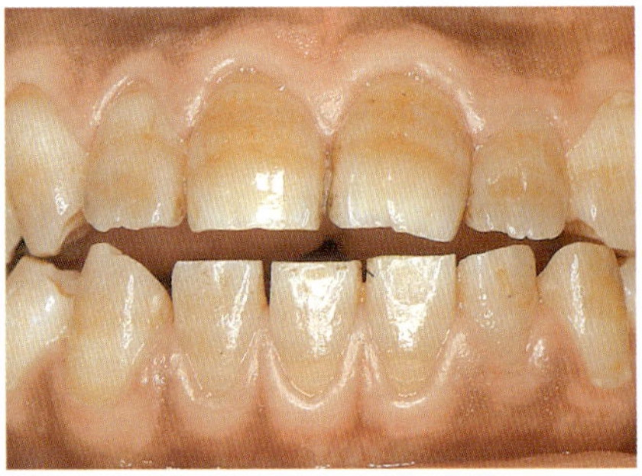
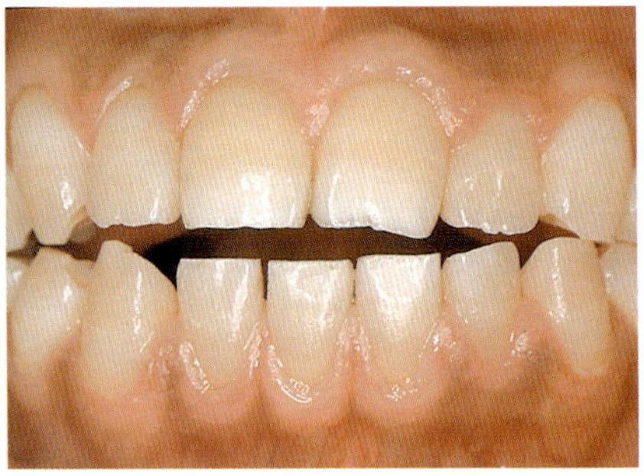

그림 8-77. 증례 38, 테트라싸이클린으로 인한 변색 No.4: 베이스라인.
그림 8-78. 미백 후.

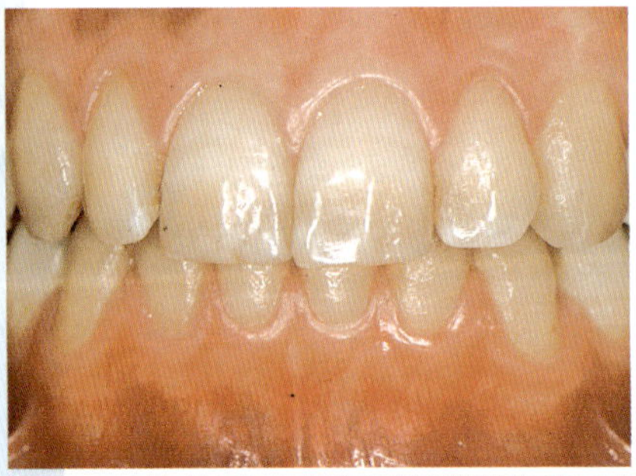
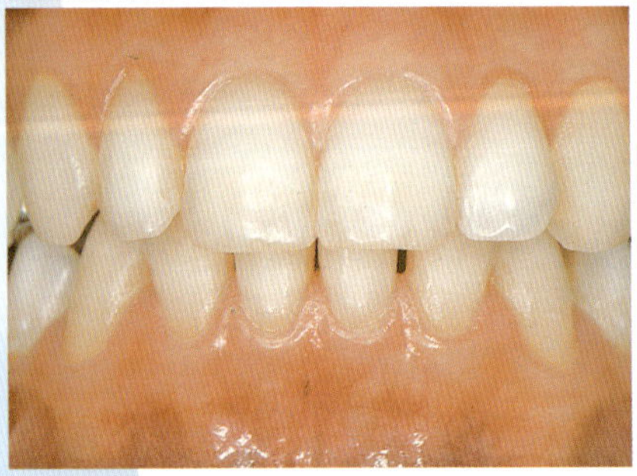

그림 8-79. 증례 39, 테트라싸이클린으로 인한 변색 No.5: 베이스라인.
그림 8-80. 미백 후.

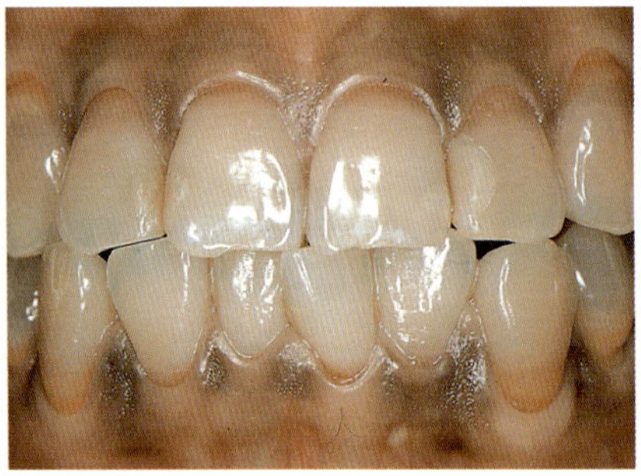
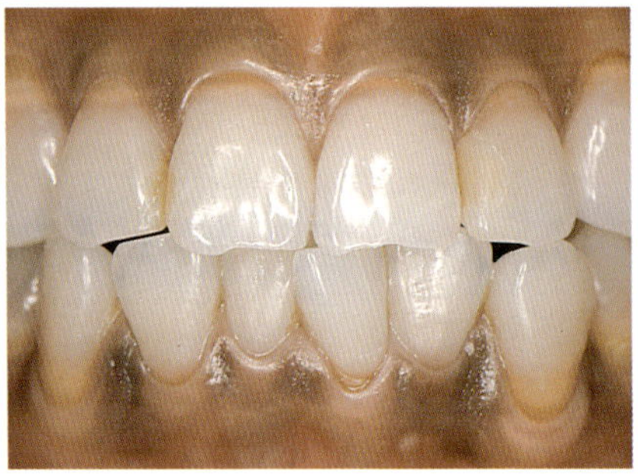

그림 8-81. 증례 40, 테트라싸이클린으로 인한 변색 No.6: 베이스라인.
그림 8-82. 미백 후.

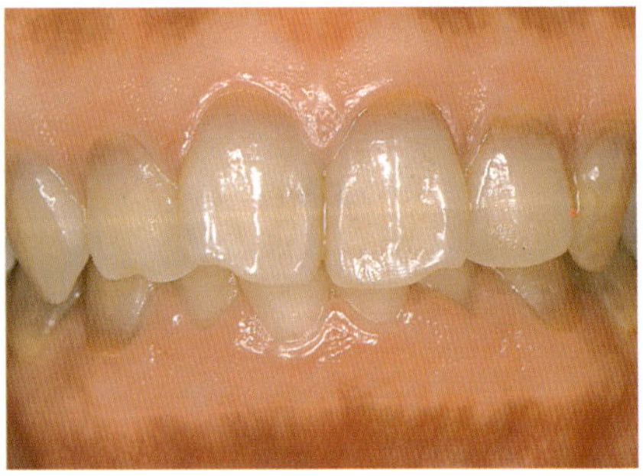
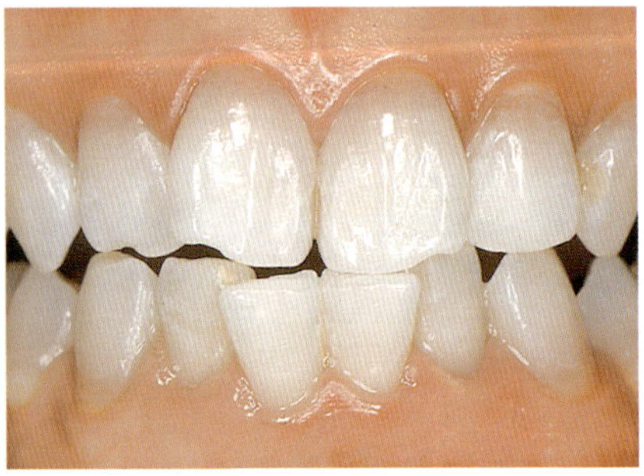

그림 8-83. 증례 41, 테트라싸이클린으로 인한 변색 No.7: 베이스라인.
그림 8-84. 미백 후.

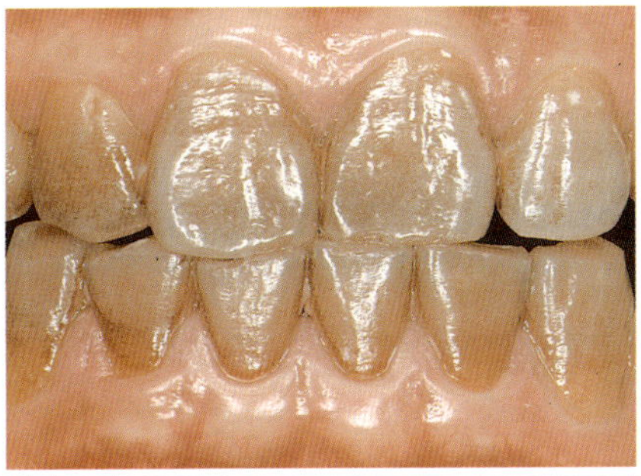

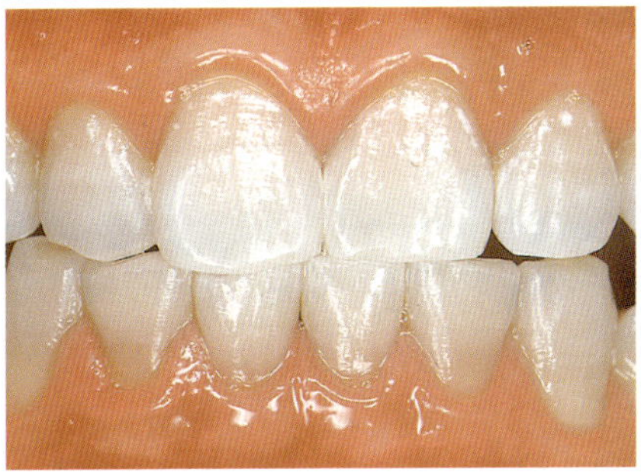

그림 8-85. 증례 42, 테트라싸이클린으로 인한 변색 No.8: 베이스라인.
그림 8-86. 미백 후.

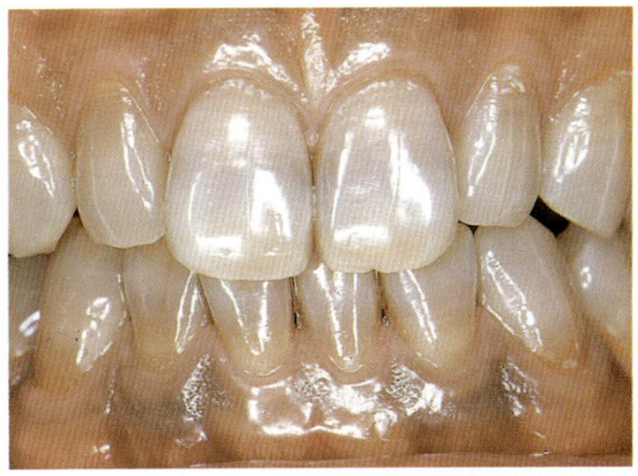

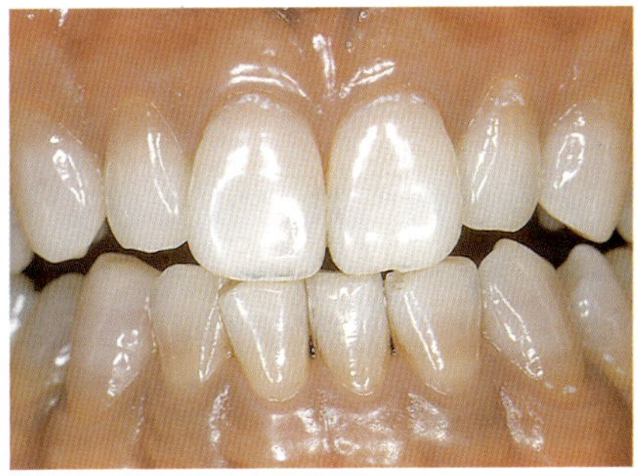

그림 8-87. 증례 43, 테트라싸이클린으로 인한 변색 No.9: 베이스라인.
그림 8-88. 미백 후.

4. 알아야 할 상식은?

1) 미백: 생활치의 미백이란

생활치의 표면에서 미백제를 작용시켜 치아의 변색을 개선하는 Professional Chemical Tooth Cleansing(화학적 청소)이며, '치질 자체가 변화한 내인성 변색' 을 주요 목표로 하고 있다.

2) 미백의 적응증과 금기증

미백은 모든 증례에 대응할 수 있을 정도로 만능은 아니며, 또 여러 가지 제약이 있다. 따라서 초진 시에 적응증과 금기증으로 구분하지만 이 감별 판단을 하는 기준으로써 '변색의 원인' 이 이용된다. 정확한 진단이 미백을 성공으로 이끄는 첫걸음이라 하지만 실행해도 효과를 얻을 수 없는 경우나 생체에 위해를 미칠 가능성이 있는 경우는 금기증으로 제외한다(표 8-3).

변색의 원인이 분명하지 않은 경우에도 색상에서 어느 정도는 치료 후의 상태를 예측할 수 있다. 황색, 황갈색의 경우에는 좋은 적응증이 되며 차갈색, 암자색 아주 검은 경우에는 전혀 효과를 얻을 수 없는 경우도 많다는 것을 인식하기 바란다. 쉽게 이야기하면 구강 내에 있다는

표 8-3. 변색의 원인 · 색상에 따른 감별 진단

적응증	색상	금기증	색상
고령화 선천성	황색, 주황색	법랑질 형성 부전	황색, 갈색
기호품 · 음식물	황색, 차갈색	상아질 형성 부전	적차색, 회유광색
테트라싸이클린 1~2도	황색	테트라싸이클린 3~4도	차갈색, 암자색
불소침착증 (반점부위 제외)	부분적 차갈색	금속재료	암회색, 흑색
치과수복이 없는 실활치 (영속성 떨어져 치관내 미백이 바람직함)	황갈색	임산부 수유중 여성 (긴급을 요하는 처지가 아님)	

Ryuichi Kondo. 알았다! 할 수 있다! 자가미백. Ishiyaku 출판사, 2000.

자체가 위화감이 되는 진회색이나 진자주색류, 특히 검게 보이는 변색에는 미백제가 작용하지 않는다. 금속재료의 영향을 받은 변색치나 중증의 테트라싸이클린 변색치가 여기에 해당된다. 꾸준히 계속 치료를 하더라도 대부분의 경우 효과가 없다. 또 한 가지 중요한 점은 전문가미백에서 개선이 불가능한 증례라도 자가미백을 이용함으로써 개선되는 일도 있으므로 대응범위는 자가미백 쪽이 더 넓다는 것을 알아두기 바란다.

〈금기증이 되는 구체적인 예〉

• **임신 중이나 수유중인 여성.** 미백은 '이가 아파서 잠을 잘 수 없다' 같은 긴급을 요하는 치료는 아니므로 육체적 · 정신적으로 불안정한 시기는 피하고, 안심하고 치료를 받을 수 있을 때까지 기다리도록 설명한다.

• **알레르기가 있는 경우.** 미백제나 치료에 사용되는 기재에 알레르기가 있으면 당연히 치료를 받을 수 없다. 또한 알레르기와는 다르지만, 무카타라제증*의 경우에는 약제가 유해물질로써 체내에 잔류하므로 치료는 불가능하다.

* 무카타라제증: 옥시돌을 상처에 발라도 하얀 거품이 일어나지 않으면 무카타라제증의 가능성이 높다.

• **법랑질 형성 부전증과 상아질 형성부전증.** 치아의 형성난계에서의 장애로 인해 미완성 상태로 맹출된 부전증의 경우는 치수 조직의 심부까지 약제가 침투하기 쉬우므로 미백제의 강한 자극으로 치수가 손상될 가능성이 크다. 가령, 장해가 없이 하얗게 되었다 하더라도 치관 형태가 불완전하기 때문에 미백만으로 심미성을 완전히 회복시키는 것은 어렵다.

• **지나친 기대.** 미백에는 한계가 있으며, 그것을 넘어서는 실현 불가능한 색상을 요구하는 경우도 금기로 한다. 또한 정서불안이나 설명을 반복해도 이해 못하는 희망자는 장래에 문제를 일으키는 경우가 있다.

3) 미백에 사용되는 약제

대부분의 미백제품에는 30~40% 과산화수소 또는 5~35% 과산화요소 중 어느 것이든 함유되어 있다.

(1) 과산화수소

과산화수소는 치면에 접촉하면 즉시 산소를 방출하기 시작하며 구강내 온도에서 반응이 더욱 가속화된다. 이 특성을 살려서 즉효성이 요구되는 전문가미백에 사용되나 지속성이 없다.

(2) 과산화요소

과산화요소는 구강내 온도에 완만히 반응하며 작용이 장시간 지속되는 특징이 있다 또한 연조직에 접촉해도 위해를 일으키지 않은 농도에서 효과를 얻을 수 있기 때문에 대다수의 미백제품에 이용되고 있다(그림 8-89).

(3) 과산화요소와 과산화수소의 관계

과산화요소는 치면이나 타액과 접촉하면 분해되며, 이 단계에서 발생한 과산화수소가 미백효과를 나타낸다. 또한 과산화요소가 과산화수소로 변화하여 효과를 발휘하는 것 외에도 분리된 요소가 미백효과와 관여하고 있는 것 같다. 단, 그림 8-89에 3.65% 과산화수소라고 기재되어 있으므로 '옥시돌: 3w/v% 과산화수소' 를 이용하여 미백이 된다고 착각하지 말기 바란다. 이것은 오해하기 쉬운 점이다. 옥시돌은 표백작용이 있어 발치한 자연치를 옥시돌에 담가 두면 하얗게 되지만, 옥시돌의 작용으로 얻어지는 '투명감 없는 흰색' 을 미백이라고 할 수 없다. 미백의 목표는 어디까지나 '투명감 있는 아름다운 하얀색' 이다.

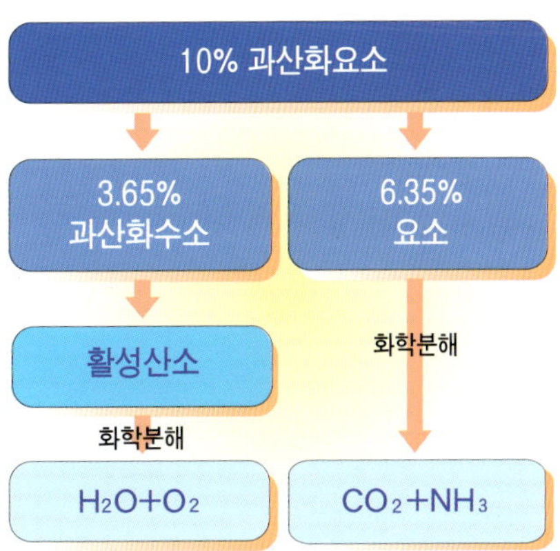

그림 8-89. 과산화요소와 과산화수소의 관계.

(4) 과산화수소와 과산화요소의 안전성과 활성산소

미국식품의약국(US Food and Drug Administration)이 과산화요소와 과산화수소를 구강 소독제로써 '안전하고 유효성이 있으며 부당 표시품이 아니다' 라고 했다.

구강내의 소독에 이상적이며, 독성이 없으므로 오랫동안 살균에 사용되고 있다.

한편, 미백제에 함유된 활성산소로 체세포가 손상될 가능성을 염려하는 의견도 있으나 WHO(세계보건기구)는 '과산화수소의 발암성에 관해서는 자료가 불충분하며 인체에 대해 발암성이 있다고 말할 수 없다' 라는 공식 견해를 발표하였다. 위험성을 고찰할 때 잊어서는 안 될 점은 치과의사의 지도이다. 치과의사가 치료행위로서 하는 미백은 안심할 수 있는 치료이며, 많은 환자들이 치료를 받고 있지만 사고 난 예가 없다.

(5) 전문가미백의 제한

전문가미백제의 주성분인 35% 고농도의 과산화수소는 옥시돌보다 약 12배나 강한 파워가 있다. 혹시 피부나 점막에 노출되었을 경우에는 세균뿐만 아니라 점막 세포까지 손상되므로 미

그림 8-90~95. 미백제

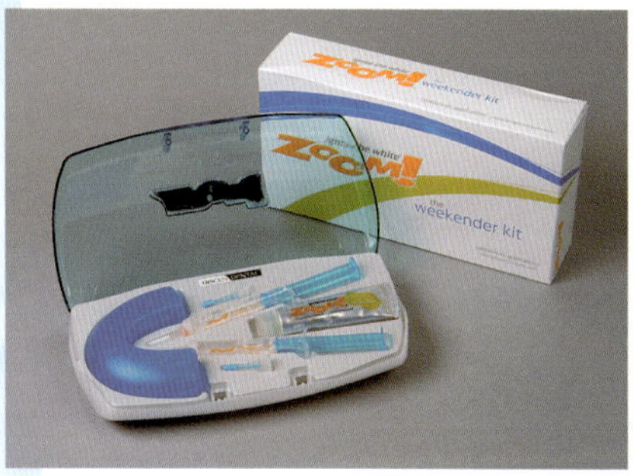

그림 8-90. Zoom Weekend Kit(Discus Dental). 전문가미백 Zoom의 색상을 자가미백으로 더 향상시킨다.

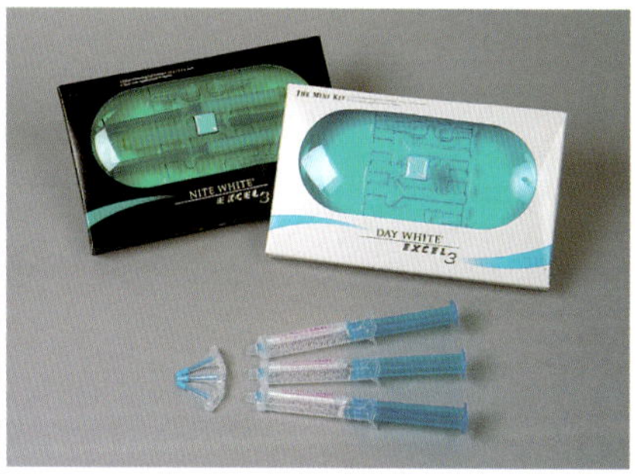

그림 8-91. Nite White Excel 3(Discus Dental). 검정색 포장은 야간용, 하얀색 포장은 주간용.

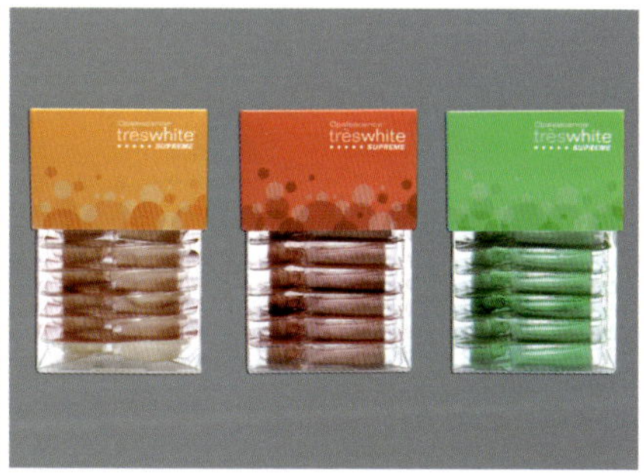

그림 8-92. Tres White Supreme(Ultradent Product Inc.). 개인 미백장치의 제작이 필요 없는 자가미백제.

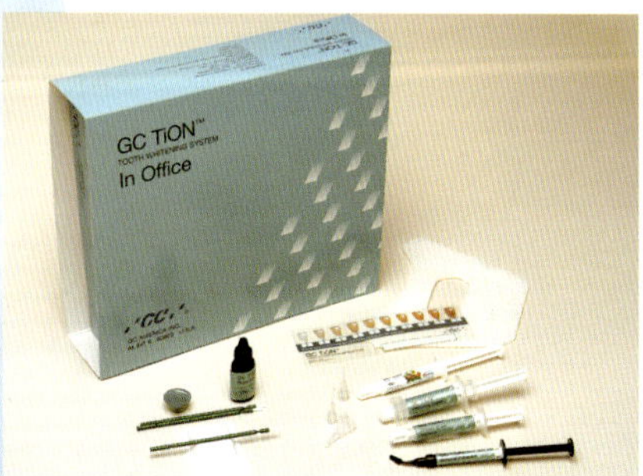

그림 8-93. TiON in Office(GC America).

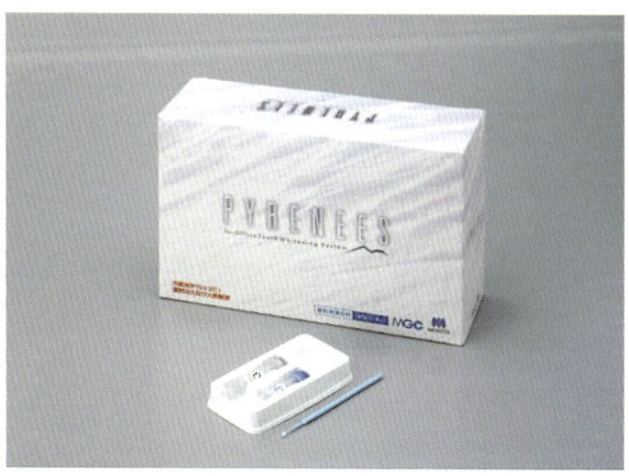

그림 8-94. Pyrenees, Morita. 전문가 미백제.

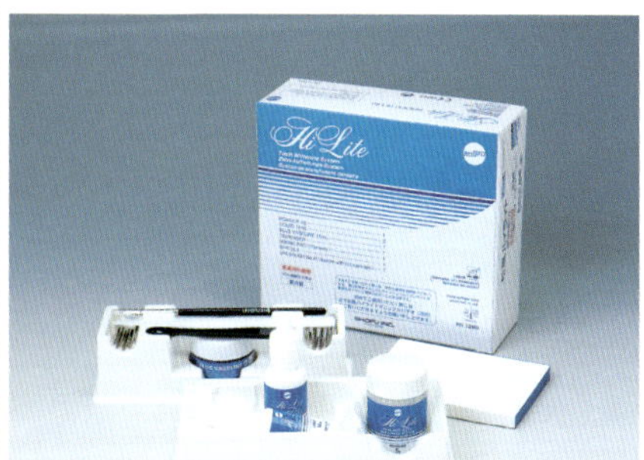

그림 8-95. HiLite, Shofu. 전문가 미백제.

백하는 치면 외에는 보호대로 보호할 필요가 있다. 또한 미백하는 범위를 전치의 표면만으로 한정하는 이유는 전치의 뒤쪽이나 대구치는 약제의 도포가 어렵고 주위의 연조직에 고농도의 약제가 유출되기 쉽기 때문에 위험성을 피하기 위하여 범위를 제한하고 있다. 자연치열이 전부 하얗게 되지 않았다는 의미는 입을 벌렸을 때 미백한 치아와 하지 않은 치아가 혼재하는 것을 말하며, 심미와는 상당히 거리가 먼 결과가 된다는 것을 인식하기 바란다.

4) 미백이 되는 이유

현재로서는 미백효과를 얻을 수 있는 이유가 다음 두 가지가 아닌가 생각된다.

(1) 미백제에서 발생하는 자유라디칼이 법랑질의 표층에만 작용하여 심층 법랑질의 착색을 마스킹한다.

(2) 법랑질을 구성하는 법랑소주의 간격으로 미백제가 확산, 침투하여 미백효과를 나타낸다.

한편, '변색을 유발한 인자가 어떻게 치질 중에서 소실되어 가는가' 또는 '미백제가 어느 정도 깊이까지 침투하는가' 를 포함하여 모든 것이 해명된 것은 아니다. 사실이 해명되기까지는 시간이 걸릴 것 같다.

5) 치료 후의 개선상태 예측

금기증의 범주에 들어가지 않는 한 미백완료 후에는 '하얗고 아름다운 치아' 가 된다. 그러나 변색 원인, 변색 정도, 치질 등 많은 요소가 관련되어 있기 때문에 '하얗고 아름답다' 하더라도 개인차가 크며 어느 정도까지 하얗게 할 수 있는가를 확실하게 대답하는 것은 어렵다. 또한 미백방법이나 실행하는 횟수에 따라 차이가 크게 생긴다. 시뮬레이션적으로 예측은 할 수 있으며, 본 서의 증례에 유사한 베이스라인 사진을 택함으로써 치료완료 후의 상태를 알 수도 있다(환자와 하얀 정도에 대해서 이야기할 때 생각 이미지를 말만으로 전하기는 어려우므로 역시 본 서를 시각 자료로써 활용할 것을 권한다).

〈단일치아 미백〉

비용절감을 위하여 '단일치아 미백' 을 희망하는 경우도 있다. 혹은 '몇 개의 치아만을 미백하는 것도 가능하다' 고 설명하고 있지 않습니까? 몇 개의 치아를 선택적으로 미백하는 것은 전문가미백을 이용하면 기술적으로는 가능하지만 구강 내에서 목표한 색상을 딱 맞추는 것은 난이도가 높다고 인식할 필요가 있다.

구강 내의 색상을 관리하는 것은 더욱 어려운 것임은 알고 있겠지만 요구도가 높은 희망자의 경우에는 더욱 희망에 부응하기 어렵다.

그림 8-96~103. (증례 44~47) 술전, 술후의 비교 증례집

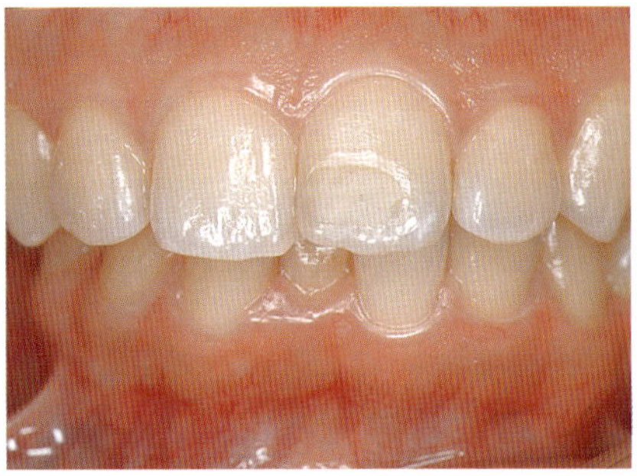
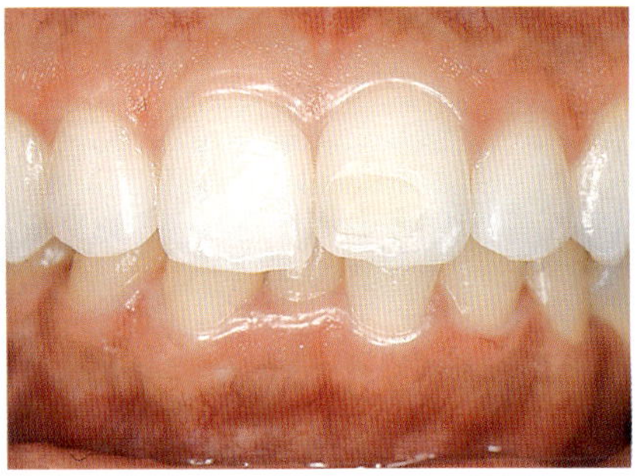

그림 8-96. 증례 44, 전치부에 큰 충전물이 있는 경우: 베이스라인.
그림 8-97. 미백 후.

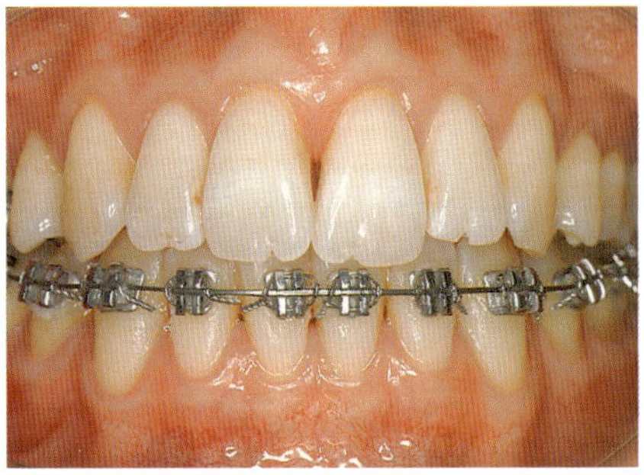
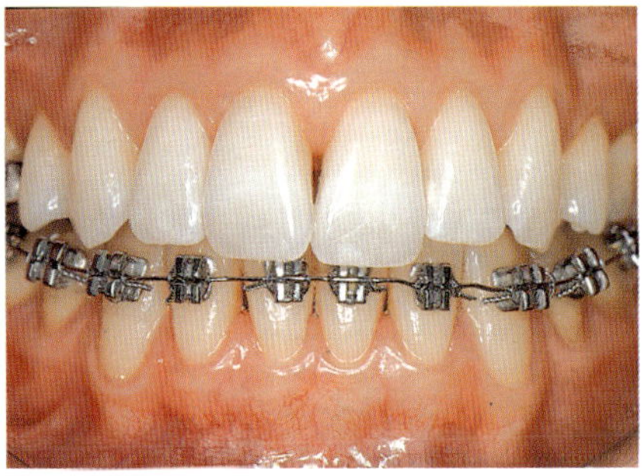

그림 8-98. 증례 45, 치열교정 장치를 장착하고 상악의 미백을 희망한 경우: 베이스라인.
그림 8-99. 미백 후.

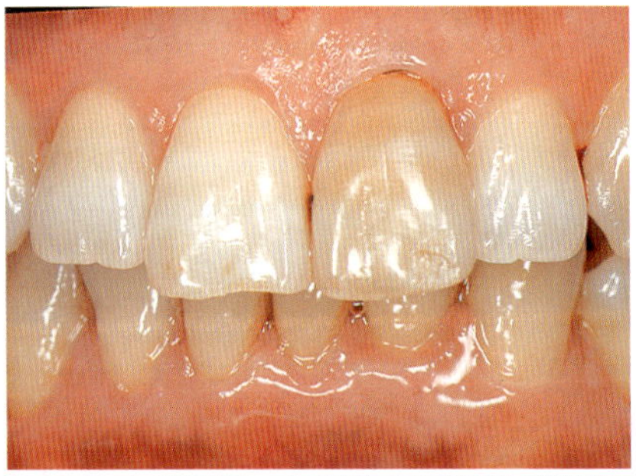
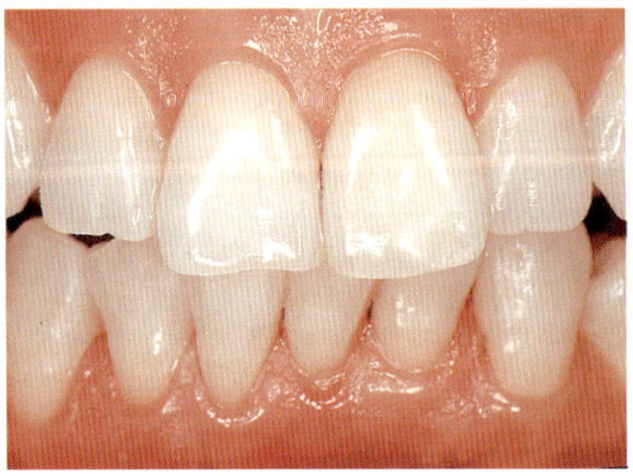

그림 8-100. 증례 46, 근관치료 후의 변색 No.1: 베이스라인.
그림 8-101. 미백 후. 한 치아만이 아니고 치열전체를 개선하였다.

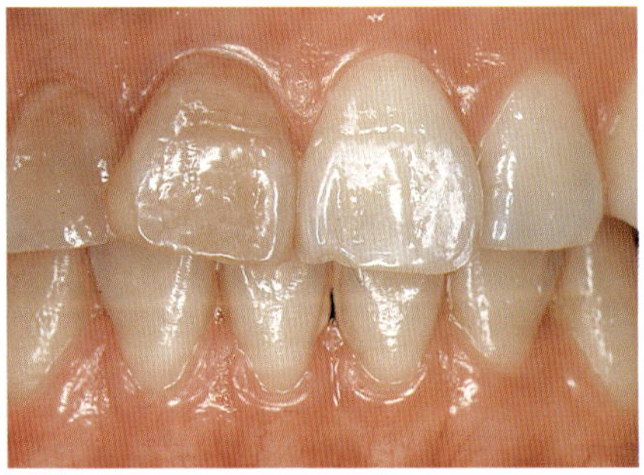
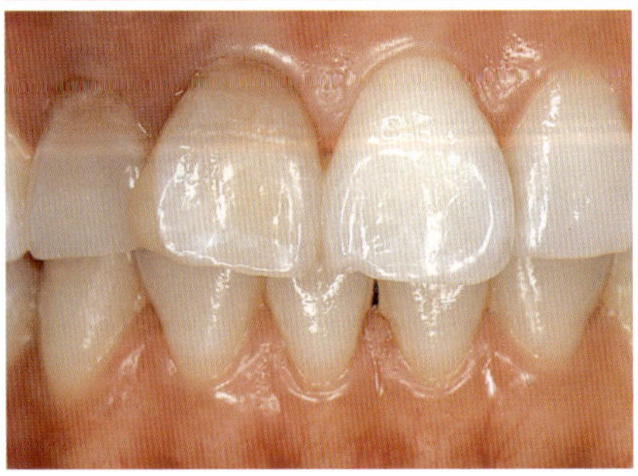

그림 8-102. 증례 47, 근관치료 후의 변색 No.2: 베이스라인.
그림 8-103. 미백 후. 올세라믹이나 워킹 블리칭이 필요하다.

6) 효과의 지속성

미백효과가 영구히 지속되는 것이 바람직함은 틀림없으나, 유감스럽게도 답은 'NO!' 이다. 첫째 이유는 '재변색' 이 없는 이상적인 치료가 등장하더라도 변색하는 요소는 그 외에도 있기 때문에 효과가 영속하는 일은 없다. 두번째 이유는 식물성 음식물 등 일상생활에 의한 외인성 착색으로 24시간 내내 착색제에 노출될 수밖에 없는 구강내 환경에서는 재변색이 불가피하다. 또한 세번째 이유는 치아내부에서 일어나는 변화도 느리게 진행되지만 세월의 흐름에 따라 색상이 탁하게 되는 자연현상이 있다.

그림 8-104~118. (증례 48~50) 미백 플러스 알파의 응용편

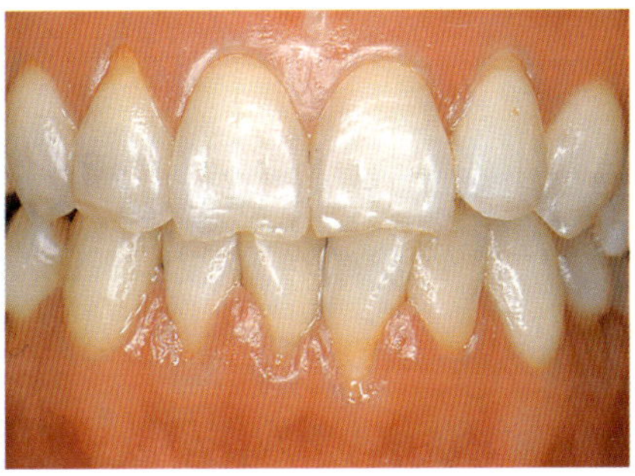

그림 8-104. 증례 48, 심미성을 향상시키고 싶어 내원: 베이스라인.

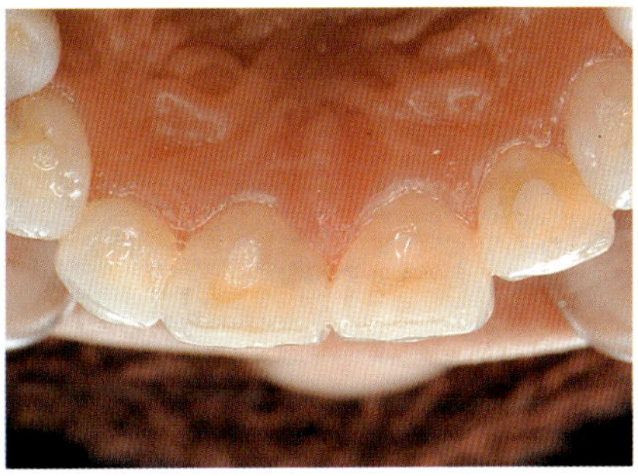

그림 8-105. 설측면 모양: 미백만을 목적으로 한 치열이 거의 발수되어 있다.

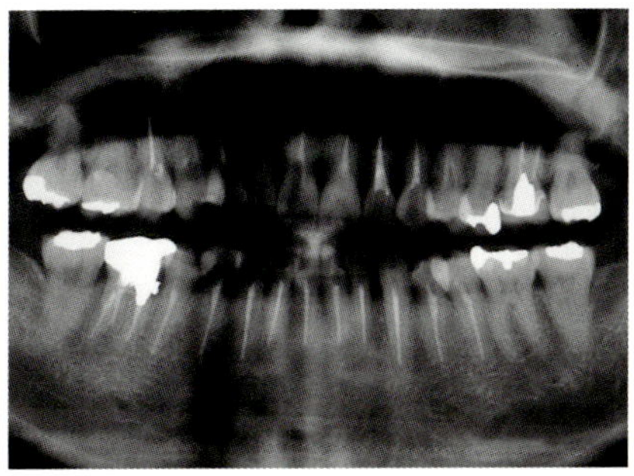

그림 8-106. 파노라마 방사선 사진: 방사선 사진을 보고 더욱 놀랐다. 과거에 수많은 근관치료를 시행받았다.

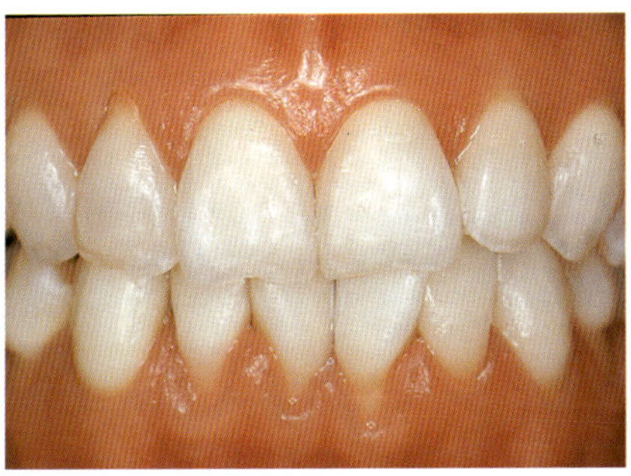

그림 8-107. 근관치료로 일어나는 변색을 미백으로 수정.

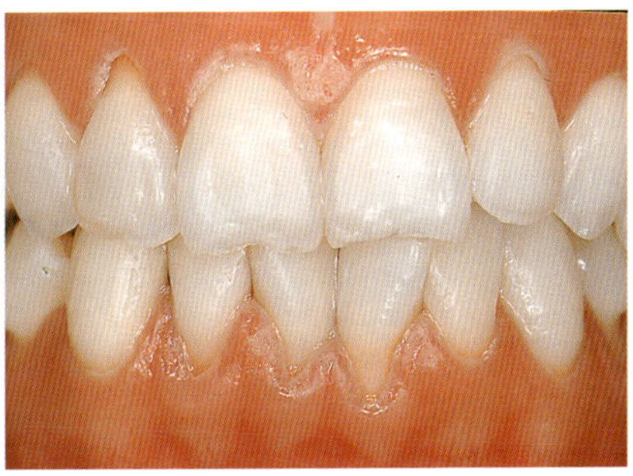

그림 8-108. 일반적인 경우 짧은 싸이클의 유지관리가 필요하다. 치과의사를 믿고 내원하는 환자에게 최선의 치료를 함으로써 치과계의 미래도 밝아진다.

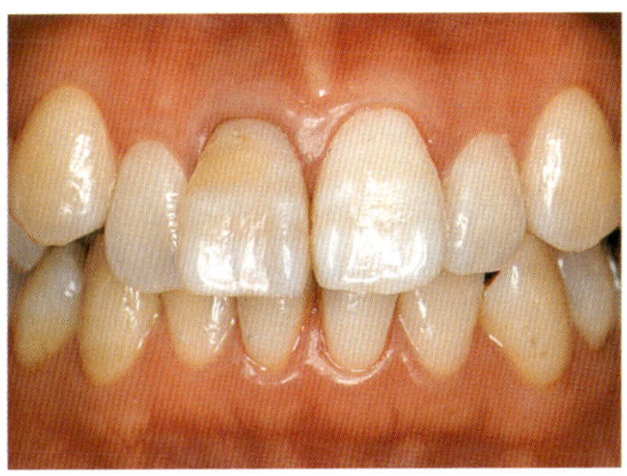

그림 8-109. 증례 49, 전치부의 충전에 따른 치열미백: 베이스라인.

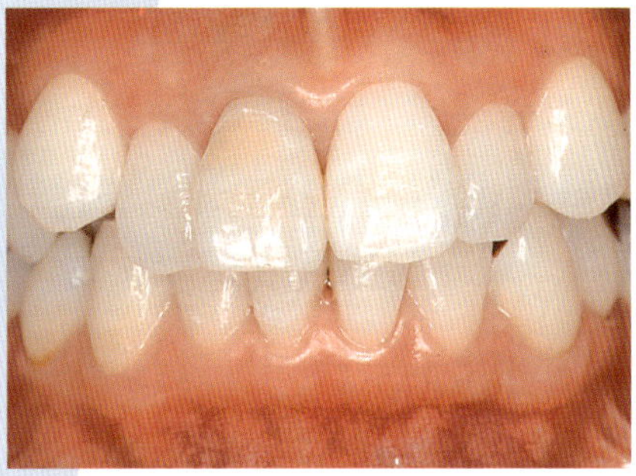

그림 8-110. 자가미백의 완료시: 술후.

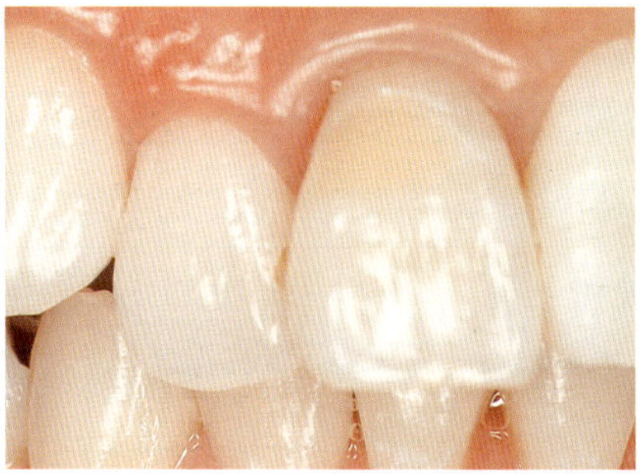

그림 8-111. 확대사진: 술전의 충전물 색상은 그대로이며 두드러진다.

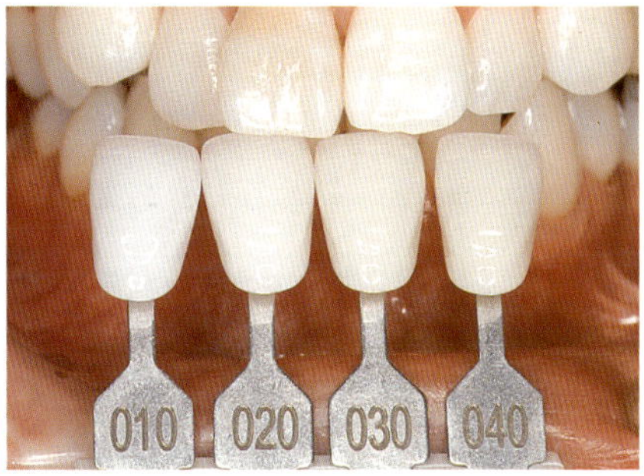

그림 8-112. 미백색 전용 셰이드 가이드로 색상을 비교한다.

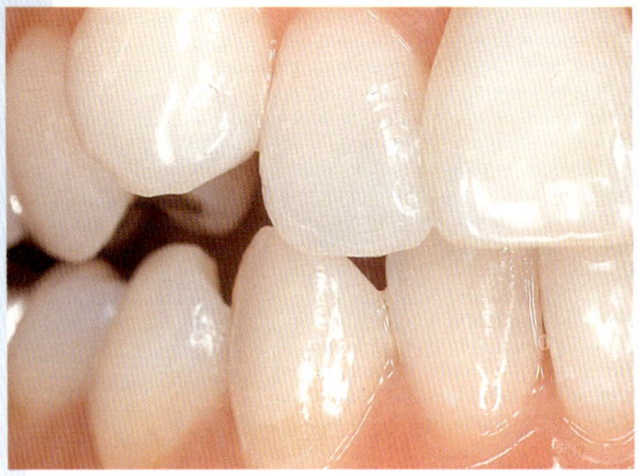

그림 8-113. 미백색 대응의 컴퍼짓 재료로 재충전함으로써 심미치료 완료.

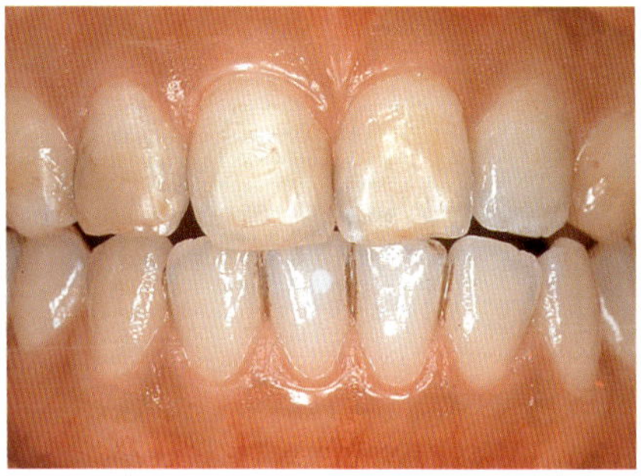

그림 8-114. 증례 50, 직업상 심미성을 높일 필요가 있어 내원. 과거에 시행 받은 수복물의 재변색이 두드러지게 나타나 내원하였다.

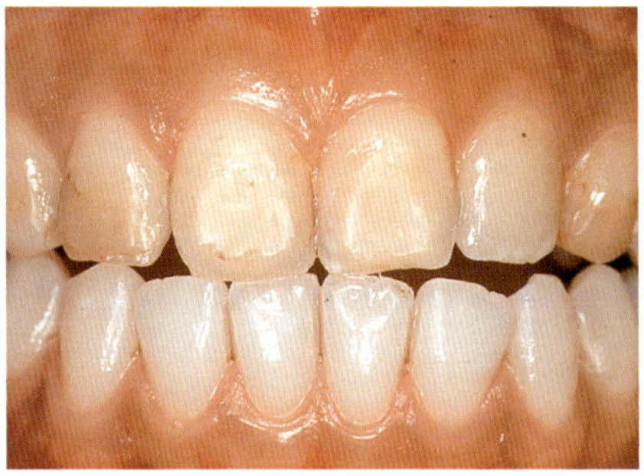

그림 8-115. 미백효과를 확인하기 쉬운 하악부터 시작한다.

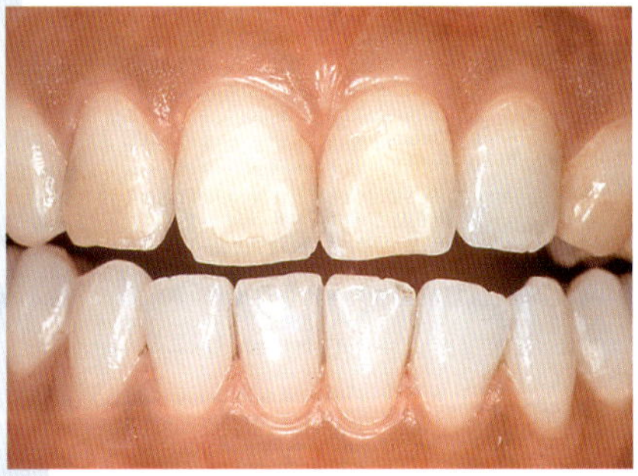

그림 8-116. 다음에 상악을 미백: 구강내 전체가 밝아졌다.

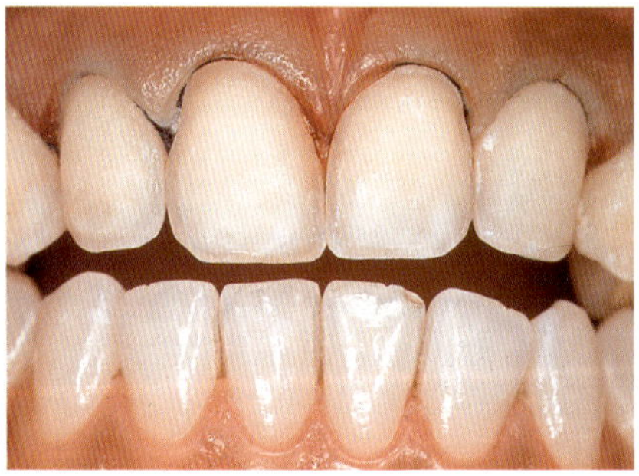

그림 8-117. 보철물을 희망해서 세라믹 라미네이트 비니어로 준비. 삭제량은 최소로 하였다.

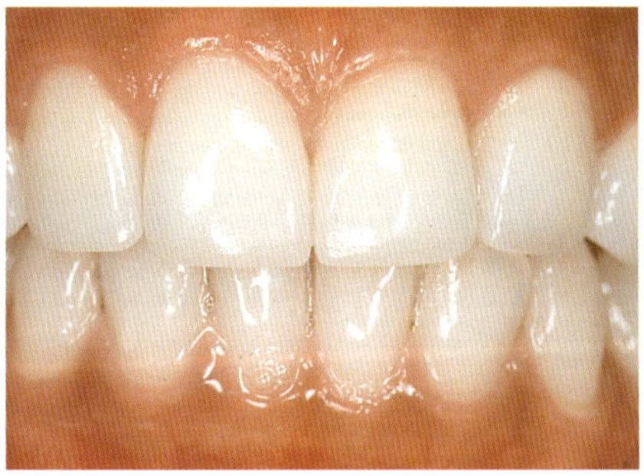

그림 8-118. 치료완료: 최소한의 손상으로 최대한의 심미효과를 얻었다.

5. Over The Counter 제품

일반적으로 OTC라고 하는 'Over The Counter' 제품은 약국이나 슈퍼 또는 메일 오더로 누구나 마음 편하게 구입할 수 있다. 자기 자신이 실시한다는 점에서 자가미백과 유사하다고 생각할 수 있으나 '적정한 미백제를 치과의사의 지시에 따라 사용하는 것이 자가미백', '아무런

제약을 받지 않고 제품을 사용하는 것을 OTC' 라고 해석되고 있다. 치과의사의 관리 하에 있는 자가미백과 자기가 관리하는 OTC 간에는 안전성 면에서 큰 차이가 있기 때문에 미국치과의사회(ADA)는 OTC 제품*을 사용하지 말 것을 경고하였다. 그러나 저농도의 과산화요소, 과산화수소를 사용하는 제품이 발매된 후에는 Journal of ADA(회원용 월간지)에도 상업 광고가 등장할 수 있게 되어, OTC는 '효과' 보다 '싸다' 는 이유로 수요가 증가하여 해마다 신제품이 탄생하고 있다.

* 당시의 OTC는 약산성 린스로 인한 탈회와 산화티탄의 도포로 치아를 하얗게 보여주는 제품이기 따라서 과잉사용으로 사고가 일어났다.

그림 8-119~124. Over The Counter 제품

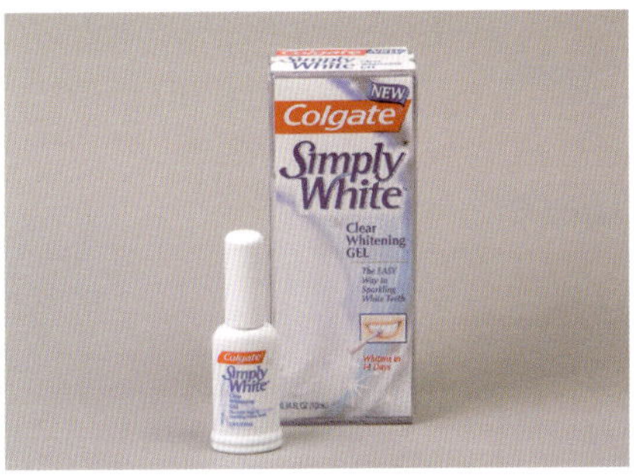

그림 8-119. Simply White(Colgate). 약제젤을 메니큐어처럼 도포하여 치아의 색상을 개선하는 OTC. 현재 나이트 유스의 최신 제품이 발매되고 있다.

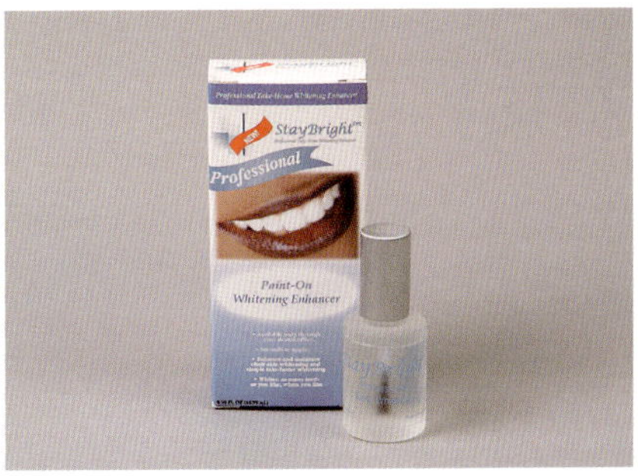

그림 8-120. Stay Bright(LumaLite, Inc.). 약제젤을 메니큐어처럼 도포하여 치아의 색상을 개선하는 OTC.

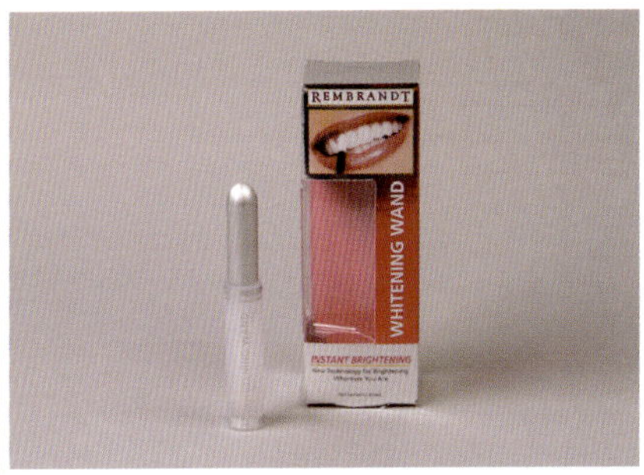

그림 8-121. Rembrandt Whitening(Den Mat). 약제젤을 메니큐어처럼 도포하여 치아의 색상을 개선하는 OTC.

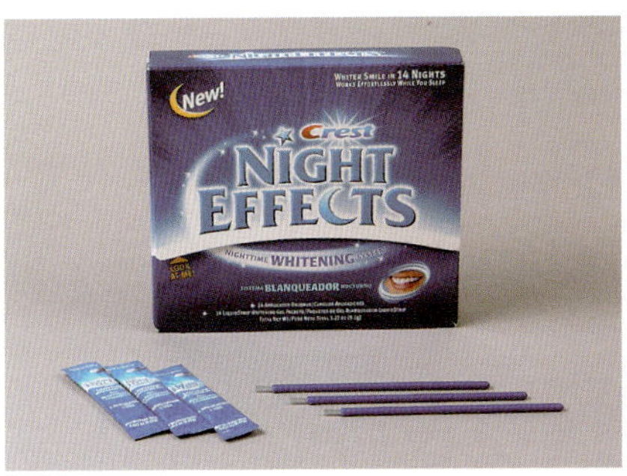

그림 8-122. Crest Night Effects(Procter & Gamble) White Strips의 매상 감소를 고려한 P&G사의 최신 제품 OTC.

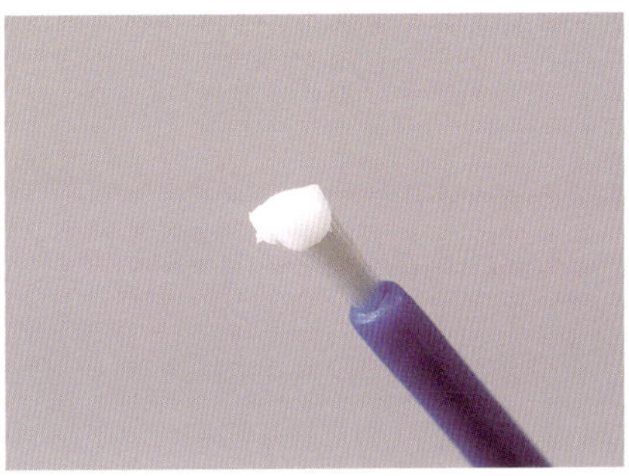

그림 8-123. Night Effects(Crest)는 쓸 때마다 개봉하여 일회용 솔로 약제젤을 도포하는 형.

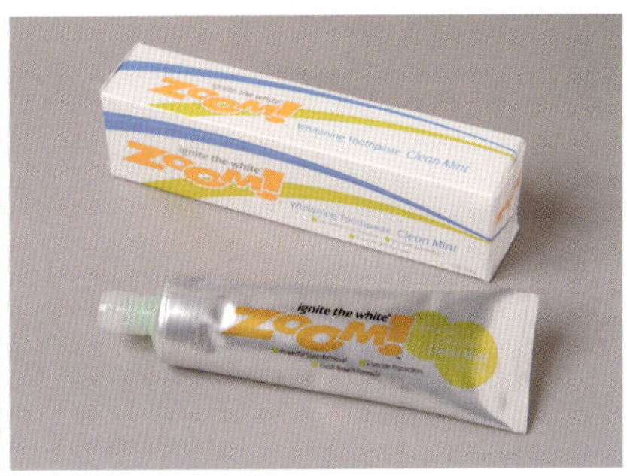

그림 8-124. Zoom(Discus Dental). 유지관리용 치약.

본 장에서 '하얗다'는 표현을 여러 곳에서 사용하고 있으나, 간단히 말하면 사람의 눈으로 본 색채 감각을 기준으로 한 평가라는 뜻이다. 색상은 '명도: 색의 밝기', '색상: 색조', '채도: 색의 빛'이라는 세 가지 요소로 성립되며 전문적인 미백 분석 자료는 '명도'를 평가 기준으로 하고 있으므로 정확히 기재한다면 '명도가 높다/낮다'는 표현이 된다.

Q&A 질의와 응답

여기에는 미백에 관해 자주 나오는 질문사항을 모았다. 그날 그날 궁금하게 생각하던 일들에 대해 참고가 되었으면 좋겠다.

Q 1. 미백젤이 치은에 닿으면 치은이 하얗게 되고 환자가 아프다고 고통을 호소하는 경우가 있습니다. 대처방법이 있습니까?

A. 미백용 미백장치는 물결모양의 미백장치로 하고, 치아에 대한 착용감을 조사한다. 또한 미백제의 용량을 미백장치에 너무 많이 넣지 않도록 주의한다. 미백젤이 치은에 유출되어 하얗게 된 부위는 면봉 같은 것으로 닦아낸다.

Q 2. 미백을 마친 환자는 치은의 멜라닌 색소의 침착을 좋아하지 않는 경우가 있습니다. 이 치은의 멜라닌 색소 침착을 제거할 수 있는 방법을 전문 치과병원에서 하고 있는 것으로 알고 있습니다. 어떤 방법이 있는지 알고 싶습니다.

A. 일본에서는 크게 나누어 화학적 치은미백이라고 하는 화학적으로 표피를 벗겨내는 방법과 레이저나 전기메스를 사용하여 멜라닌을 제거하는 물리적 방법 두 가지가 있습니다. 화학적 치은미백은 멜라닌 색소가 침착한 부위에 약제를 도포하여 색소가 침착한 부위를 제거합니다. 레이저에 관해서는 CO_2 레이저, NDYAG, ER:YAG, ER:YSGG가 있습니다. 일본에서는 CO_2 레이저가 많이 사용되고 있는 것 같습니다.

Q 3. 자가미백을 하면 때때로 치아에 하얀 점이나 밴딩이 생긴 것을 보게 됩니다. 이러한 증상이 생겼을 경우의 대처방법을 가르쳐 주십시오.

A. 적절한 미백에서는 그러한 증상이 발생하는 일이 없으며, ① 미백 개시 전에 있던 부분이 더 뚜렷해졌거나, 아니면 ② 약제가 고농도이기 때문에 일어난다고 생각됩니다. ②의 경우에는 저농도의 약제로 바꾸고 느긋하게 기다릴 필요가 있습니다.

Q 4. 전문가미백 전용인 라이트를 쓰지 않고, 컴퍼짓레진 수복시 사용하는 광중합 조사기를 전문가미백 광조사기 대신 사용했을 경우 전용 라이트와 같은 효과를 기대할 수 있습니까?

A. 여러 가지 논문에서 라이트를 사용하는 것과 사용하지 않는 것이 효과에는 변화가 없다고 되어 있습니다. 다만 광중합 조사기와 전문가미백용 라이트는 빛을 받는 범위에 차이가 있습니다.

Q 5. 자가미백을 1개월 이상 계속하면 문제가 있습니까?

A. 세계 각국에서는 '기간적인 제약' 은 없다라고 알고 있습니다. 또한 자가미백 술식을 확립한 Dr. Van Haywood도 같은 생각입니다.

Q 6. 직선형의 미백장치가 제작하기는 쉽지만 치은에 영향이 있습니까?

A. 직선형의 미백장치는 치경부를 따라서 장치를 제작하고 있지 않기 때문에 미백젤이 치은에 닿을 가능성이 큽니다. 따라서 직선형의 미백장치보다 물결형의 장치가 좋습니다.

Q 7. 무카타라제증이란 무엇입니까?

A. 체내에 카타라제가 부족하여 과산화수소가 분해되지 않는 선천성 질환입니다. 활성산소를 체내에 잔류시키기 때문에 발암률이 높습니다.

Q 8. 전문가미백시 리퀴드 러버댐이 필요합니까?

A. 전문가미백용 약제는 부식성이 강하기 때문에 치은이나 연조직을 보호할 필요가 있습니다. 일반적으로 러버댐이 보호대로써 완벽하지만 술식을 간략화하기 위해 리퀴드 식 러버댐을 좋아하는 치과의사가 많은 것 같습니다. 어느 것이든 치은과 연조직의 보호는 매우 중요합니다.

추천도서

1) 近藤隆一：わかる！できる！ホーム・ホワイトニング．医歯薬出版，東京，2000.
2) 近藤隆一編：ホワイトニング ―審美歯科のメインストリーム．歯界展望別冊，医歯薬出版，東京，2003.
3) 川原春幸監：ホワイトニングのリーセントステイタス．医歯薬出版，東京，2002.
4) 田上順次・河野篤・福島正義編：変色歯・着色歯への対応．歯界展望別冊，医歯薬出版，東京，2000.
5) 近藤 隆一：LET'S WHITENING―歯医者さんと一緒に白い歯願望の旅に出よう．デンタルダイヤモンド，東京，2002.
6) 宮島邦彰：美白矯正－日本をビッグスマイル社会に．クインテッセンス，東京，2002.
7) 山岸一枝：ホワイトニング 150 症例．クインテッセンス，東京，1999.
8) 日本歯科漂白研究会編：At Home ホワイトニング．クインテッセンス，東京，2002.
9) 近藤隆一：ホワイトニングのいま．デンタルハイジーン，**20**（4）：318-332，2000.
10) 近藤隆一：ホームホワイトニングの新しいコンセプト．歯界展望，**99**（4）：739-747，2002.
11) 加藤久子：アメリカにおけるホワイトニングの現状と歯科衛生士の役割．歯界展望，**99**（4）：774-775，2002．
12) 近藤隆一他：歯の漂白に伴う問題点とその対応．歯界展望，**95**（3）：531-575，2000.
13) 北原信也・石渡　亮・三橋展明：白い歯・きれいな口元を求めて．デンタルハイジーン，**23**（9），809-825，2003.

【저자약력】

Kato, Hisako

1982년	일본치과학원 전문학교 졸업
1982년	대판시내 개업의원 근무
1994년	Massachusetts 치과위생사 면허 취득
1995년	Forsyth School for Dental Hygienists, 치과위생사 고급과정 졸업(4년 프로그램), North Eastern대학 졸업
1995년	Community Health Center 근무
2000년	New York 치과위생사 면허 취득
2000년~현 재	치과위생사 Agency 근무
2001년~2002년	Dental service 근무

Kondo, Ryuichi

1973년	일본치과대학졸업
1981년	동경 메구로구 개업
	Leading Dentists Association, Chairman
	미국심미치과학회 ASDA, Fellow
	미국치과의사회 ADA 회원
	일본치과의사회 회원
	Ultradent 공인 Instructor
	Discus Dental Advisory Board
	유럽심미치과학회 일본대표
	일본치과대학 외래강사
	일본심미치과학회 이사

【역자약력】

권 소 란(權素蘭)

- 연세대학교 치과대학 졸업
- 연세대학교 치과대학 보존과 전공
- 연세대학교 대학원 치의학 석사 · 박사 수료
- 연세대학교 치과대학 외래교수
- 미국 CRA Oral Health Institute 수료
- 한국치아미백연구회 대표

권 영 현(權寧炫)

- 서울대학교 상과대학 상학과 졸업

치과위생사를 위한 치아미백

발행일	2008년 7월 15일
저 자	Hisako Kato & Ryuichi Kondo
역 자	권 소 란 · 권 영 현
발행인	최 용 원
편 집	이 은 의
표 지	이 은 의
발행처	**대한나래출판사**
등 록	제6-0365호(1994. 12. 14)
주 소	서울특별시 동대문구 용두동 102-65
전 화	(02) 922-0840
팩 스	(02) 922-0841
이메일	dhpub@chol.com

ISBN 978-89-5741-118-6 **정가 30,000원**

www.dhpub.com